Vidmi Taolam Martin
Bin Yu
Welera Haissou Elodie

Revestimento de carboximetilquitosano-zinco

Vidmi Taolam Martin
Bin Yu
Welera Haissou Elodie

Revestimento de carboximetilquitosano-zinco

para a prevenção de infecções do trato urinário: Um modelo animal

ScienciaScripts

Imprint

Cover image: www.ingimage.com

This book is a translation from the original published under ISBN 978-620-2-31576-0.

Publisher:
Sciencia Scripts
is a trademark of
Dodo Books Indian Ocean Ltd. and OmniScriptum S.R.L publishing group

120 High Road, East Finchley, London, N2 9ED, United Kingdom
Str. Armeneasca 28/1, office 1, Chisinau MD-2012, Republic of Moldova, Europe
Printed at: see last page
ISBN: 978-620-7-93457-7

PREFÁCIO

O objetivo deste livro é apresentar e demonstrar um novo agente antibacteriano para a prevenção de infecções. Este novo material antibacteriano, o revestimento de zinco com carboximetilquitosano, foi desenvolvido com o objetivo principal de reduzir o biofilme bacteriano em torno do local do pino. O processo de preparação e imobilização do carboximetilquitosano zinco é demonstrado neste livro através de uma análise ilustrativa. A contribuição deste trabalho é o próprio processo de preparação do $CMC\text{-}Zn^{2+}$ e a combinação de capacidades que reúne, especialmente a capacidade de prevenir a infeção do trato do alfinete num modelo animal.

Este livro deverá ser de interesse para estudantes de saúde e profissionais de saúde na área da Cirurgia Ortopédica e Traumatológica, bem como para profissionais na área dos biomateriais.

Gostaria de agradecer ao meu supervisor pela sua orientação e apoio durante este processo. Gostaria também de agradecer ao pessoal do Guangdong Provincial Key Laboratory of Bone and Cartilage Regenerative Medicine (Hospital Nanfang) e do Departamento de Ciência e Engenharia de Materiais (Universidade de Jinan) pelo seu apoio e paciência. Estou igualmente grato pelo contributo e apoio dos meus colegas, pois sem a sua maravilhosa cooperação não teria sido possível efetuar esta análise.

Dr. Vidmi Taolam Martin

Guangzhou (China), 11 de agosto de 2018

DEDICAÇÃO

Por conseguinte, dedico este trabalho ao meu orientador, Professor **YU BIN**, à minha adorável filha **PADIYA VIDMI ALLIANCE** e à minha mulher **WELERA HAISSOU ELODIE**.

Em memória da minha querida mãe, que faleceu quando eu me preparava para deixar o país para prosseguir o meu programa de pós-graduação na China. Descansa em paz, mãe, tenho saudades tuas. Quando olhas do céu, acredito que estás orgulhosa dos teus nove filhos.

CONTEÚDO

CAPÍTULO 1

1. ANTECEDENTES

1.1 Descrição da condição

A fixação externa é um tratamento cirúrgico frequentemente utilizado em cirurgia ortopédica com o objetivo de estabilizar fracturas expostas graves, estabilizar não uniões infectadas, corrigir desalinhamentos das extremidades e discrepâncias de comprimento, bem como para a estabilização inicial de rupturas ósseas e dos tecidos moles em doentes politraumatizados (ortopedia de controlo de danos), fracturas fechadas com lesões graves dos tecidos moles associadas, lesões diafisárias e periarticulares cominutivas graves, estabilização transarticular temporária de lesões graves dos tecidos moles e dos ligamentos, rupturas do anel pélvico, determinadas fracturas pediátricas, artrodese, ligamentotaxia, osteotomias, fracturas abertas com rupturas significativas dos tecidos moles (fracturas abertas de tipo II ou III) lesões dos tecidos moles (queimaduras), fracturas acetabulares e pélvicas, fracturas gravemente cominutivas e instáveis, fracturas associadas a défices ósseos, procedimentos de alongamento dos membros, fracturas associadas a infeção ou não união. Atualmente, o problema mais comum no tratamento da fixação externa é a infeção do trato do pino t[1-1] 4. Esta infeção local continua a aumentar na área clínica um número importante de consultas em ambulatório. Para determinar a taxa ou a gravidade da infeção do trato do pino, podem ser utilizados quatro sistemas de classificação (ver tabela 1).

Estas infecções podem ser explicadas pelo facto de vários parâmetros poderem ser reconhecidos no contexto clínico como estando associados ao desenvolvimento da infeção. Os parâmetros relacionados com o cirurgião incluem o manuseamento incorreto dos tecidos moles, a perfuração sem irrigação e a não prática de uma técnica de manuseamento de fios sem contacto. As questões relacionadas com o doente incluem um envelope de tecidos moles comprometido, uma higiene geral deficiente, um estado nutricional deficiente e a presença de condições sistémicas (ou seja, diabetes ou imunocomprometimento)[12] . Além disso, os parâmetros relacionados com os implantes incluem o tipo de fixador utilizado[13] e o tipo de pinos[14] . É de salientar que estes pinos são susceptíveis de infeção devido à rutura da barreira cutânea[15] . Um estudo retrospetivo realizado por Ward[16] concluiu que existem vários factores principais que foram identificados como predisponentes para a infeção no local do pino. O seu estudo sugeriu que existe uma possível correlação entre a infeção e a idade, o tempo de operação, os doentes que fumam e o estado nutricional. Além disso, Ward verificou que a maior correlação entre o risco de infeção e os locais dos pinos infectados era a baixa albumina sérica, um indicador de um mau estado nutricional. A incidência de infeção foi de 10,2% em doentes com fracturas fechadas e de 10,7% em fracturas abertas ou não unidas. A análise indicou ainda que os doentes submetidos a cirurgia durante a noite têm um risco mais elevado de infeção do trato do pino. Este facto foi confirmado pelos resultados de uma incidência de infeção de 7,8% entre os doentes submetidos a fixação de cavilhas durante o dia, por oposição a uma incidência de 14,8% nos doentes submetidos a fixação de cavilhas durante a noite. Pauline Ward confirmou que os doentes com idades compreendidas entre os 65-74 anos e os 75-80 anos apresentavam um risco acrescido de infeção do trato dos pinos, com uma incidência de 9,6% no grupo dos 12-49 anos, 6,6% no grupo dos 50-64 anos, 16,6% no grupo dos 65-74 anos e 25% no grupo dos 75-80 anos, mas apenas 5% no grupo dos 81 anos ou mais. O tabagismo também mostrou uma correlação com a infeção no local do pino. O fator de risco de infeção que apresentou a correlação mais elevada no estudo de Ward foi a albumina sérica baixa, o que indicou a subnutrição como um fator-chave na incidência de infeção da ferida do alfinete. Os resultados indicaram que 84,7% dos doentes, cujos locais de implantação dos alfinetes se sabia estarem infectados, tinham uma albumina sérica baixa, sendo os restantes 15,3% dados como inexistentes. O seu estudo estava em correlação com os resultados dos estudos realizados por Chandra[17] , que demonstraram que a desnutrição aumenta efetivamente o risco de infeção do trato do alfinete. O caso de controlo deu indicações claras de que a albumina sérica era um denominador comum. Chandra constatou que todos os doentes que permaneceram livres de infeção tinham albuminas séricas dentro dos limites normais, enquanto os doentes que apresentavam alvéolos infectados tinham todos albuminas séricas abaixo dos limites normais. O estudo realizado por Grant et al.[18] concluiu que uma técnica de inserção de fio inadequada, que provoca tensão nos tecidos moles, conduz a um risco acrescido de infeção do trato do pino. Egol et al.[19] também confirmaram no seu estudo que nem todos os doentes são susceptíveis à infeção dos locais dos pinos, quando realizaram um estudo prospetivo em cento e dezoito doentes (120 pulsos) que tinham sido tratados com a colocação de um dispositivo de fixação externa para o tratamento de uma fratura radial distal deslocada e instável. Os seus resultados mostraram que a idade média dos doentes era de cinquenta e quatro (54) anos. Quarenta e sete (47) punhos foram submetidos a um procedimento aberto, para além do tratamento com o fixador externo. Os fixadores permaneceram no local durante uma média de 5,9 semanas. Vinte e três pacientes (19%) tiveram uma complicação relacionada com a infeção do trato do pino, sendo que doze destes pacientes necessitaram de antibióticos orais para o tratamento de uma infeção do trato do pino. Verificou-se que a idade do doente estava significativamente associada a um risco acrescido de complicações pós-operatórias do trajeto do pinc ($p = 0,04$). Encontraram uma elevada taxa de complicações locais da ferida à volta dos locais de fixação externa dos pinos; no entanto, a maioria das complicações eram menores e podiam ser observadas ou tratadas com antibióticos orais. Em 1994, Young et al. avaliaram a intensidade da dor e a sua progressão ao longo do tempo, de forma prospetiva, em 23 doentes (com idades compreendidas entre os 11 e os 20 anos), através da Adolescent and Pediatric Pain Tool (APPT) e da Escala de Dor do Hospital for Sick Children (HSC), em quatro intervalos de teste. O seu trabalho afirmou que o método de Ilizarov de distração gradual e incremental das deformidades dos ossos longos proporcionou uma melhoria funcional dramática nas crianças, mas o seu custo em termos de dor pode ser elevado. Os seus instrumentos eram compostos por escalas visuais analógicas, diagramas corporais e listas de palavras. Os seus resultados indicaram níveis elevados de dor que se prolongaram por vários meses, em nítido contraste com a experiência geral de dor ortopédica[20] . Um estudo prospetivo foi realizado por Sims et al.[21] com o objetivo de investigar os principais factores que afectam a incidência de infeção no local do pino e, em particular, a localização do dispositivo de fixação em 248 doentes. O estudo mostrou que 71% da população auditada desenvolveu infeção do trato do pino. O rácio entre homens e mulheres foi de 2:1, (n=164): (n=84). A faixa etária da população era de 16 a 92 anos. A idade média foi de 38 anos, a mediana de 35 e a moda de 30 anos. A faixa etária das mulheres era de 17-92 anos e a dos homens de 16-73 anos. Foi auditado um total de 2773 sítios de pinos. O total foi dividido em partes iguais entre 1392 locais com fio e 1381 locais com parafuso. O número de fixadores aplicados por pessoa variou de 1-4, e a moda foi um. Os fixadores monolaterais Orthofix representaram 58,4% dos fixadores aplicados. O fixador circular (Ilizarov) e o sistema híbrido de Sheffield foram utilizados em 19,7% e 21,9%, respetivamente. Os fixadores femorais registaram a taxa de incidência mais elevada (86,5%) e concluem que é importante informar os doentes sobre a elevada incidência de infeção. Uma vez que os doentes assumem frequentemente a responsabilidade pela limpeza do local do pino, é importante assegurar-lhes que a incidência de infeção é influenciada por muitos factores.

1.2 Descrição do dispositivo

A utilização de fixadores externos remonta a vários séculos. Os dados da literatura descrevem que, em cerca de 400 a.C., Hipócrates descreveu uma forma de fixação externa para imobilizar uma fratura da tíbia, consistindo o dispositivo em anéis de couro egípcio proximais e distais bem ajustados, ligados por quatro hastes de madeira de uma árvore de cornel. A Malgaigne, em 1840, foi atribuída a primeira utilização de "pinos", quando criou um simples pino metálico numa tira de couro para o tratamento percutâneo de uma fratura da tíbia. No início do século XX, Lambotte, um cirurgião belga, concebeu um dispositivo para fixação externa que permitia a colocação de cavilhas em qualquer direção necessária, enquanto as cavilhas eram ligadas a uma haste através de grampos ajustáveis. Recentemente, numerosos cirurgiões como Shanz, Reidel, Stader e Anderson, com o seu trabalho, foram responsabilizados pela evolução dos sistemas de conceção de fixação externa. Em 1938, o Dr. Hoffmann, da Suíça, apercebeu-se de que era desejável introduzir grandes melhorias para tornar o fixador externo mais aplicável no contexto clínico. Ele desenvolveu uma técnica baseada na redução fechada com colocação percutânea guiada de pinos. Apesar de todas as boas intenções dos cirurgiões para aplicar o conceito de fixador externo no contexto clínico, durante a Segunda Guerra Mundial, foram publicados vários estudos que descreviam complicações da técnica, incluindo infecções dos pinos, quebra ou afrouxamento dos pinos, danos nos nervos ou tendões devido à inserção dos pinos e perda de redução. Como resultado destes relatórios, a fixação externa desenvolveu uma má reputação e a sua popularidade diminuiu. No entanto, mais recentemente, a fixação externa foi objeto de muitas alterações que permitiram resolver as várias complicações anteriores. Em geral, as melhorias nas configurações dos fixadores e a perícia e discernimento dos cirurgiões levaram à aceitação atual do método. Atualmente, a fixação externa é considerada uma opção de tratamento clínico valiosa, proporcionando aos cirurgiões a capacidade de afetar a relação espacial dos tecidos, tanto estática como dinamicamente, utilizando técnicas minimamente invasivas. A simplicidade e rapidez de aplicação, a ajustabilidade da configuração da estrutura e a perda mínima de sangue com a interferência insignificante do suprimento sanguíneo nos níveis cutâneo e ósseo são algumas das vantagens da técnica de fixação externa[22] .

1.3 Características dos pinos

O pino é o elo crítico entre o osso e a estrutura e é utilizado principalmente para segurar o osso partido e fixá-lo na posição correcta e adequada. Este dispositivo é um componente indispensável dos fixadores externos. Os pinos proporcionam uma fixação provisória, deixando espaço para a colocação de hardware adicional. A fixação provisória é planeada para evitar uma fixação permanente defeituosa. Estudos anteriores demonstraram que a rigidez de um fixador externo monolateral pode ser aumentada com base no número e no diâmetro dos pinos, na dispersão dos pinos e na distância da barra de ligação ao osso [23-29] . Os pinos também são utilizados como fios-guia para a fixação de parafusos canulados, como o pino de Steinmann, o pino de Austin Moore e o pino de Knowles. Os metais mais comuns utilizados nos pinos são o aço inoxidável e o titânio, com vários diâmetros, comprimentos e desenhos (por exemplo: pino de 2,5 mm, pino de rosca curta de 4 mm, pino pré-perfurado de 5 mm, pino cónico ou afunilado de 6 mm, pino auto-perfurante e auto-roscante de 5 mm, pino com rosca central de 5 mm).

1.4 Considerações anatómicas

O conhecimento da anatomia é fundamental para a aplicação de uma cavilha de fixação externa no osso. A aplicação do conceito de zona de segurança anatómica é fundamental para evitar danos nos principais nervos, vasos, órgãos (pélvis), articulações e cápsulas articulares, minimizar o impacto muscular ou tendinoso (especialmente aqueles com grandes excursões). A fixação externa do fémur coloca em risco os vasos femorais e os nervos femoral, ciático e safeno. De acordo com os princípios da OA, os pinos ou fios devem ser posicionados o mais proximal possível, mas não através da articulação. O fio ou pino mais proximal deve estar pelo menos 14 mm abaixo da superfície articular devido à inserção capsular distal. A anatomia da artéria femoral foi exaustivamente estudada e foram estabelecidas zonas seguras para a colocação de pinos do fixador externo femoral[30-32] . Paul et al. relataram quatro lesões vasculares iatrogénicas após a colocação da estrutura de fixação externa em 121 fracturas das extremidades inferiores, com uma incidência de 3,3%[33] . Também um estudo efectuado por Dhal et al. registou treze pseudoaneurismas associados a traumatismos das extremidades, dos quais cinco (38,5%) foram causados por pinos de fixação externa[34] . Geralmente, os sinais de lesão vascular são apresentados como palidez, parestesias, sopro audível e hematoma em expansão. No entanto, estes sintomas nem sempre estão presentes numa lesão vascular. Resumidamente, a escolha do diâmetro do pino depende também da localização anatómica da fratura e da qualidade do osso. As cavilhas maiores, que são mais rígidas, não são adequadas para pequenas áreas de osso esponjoso, onde podem ultrapassar a rigidez do osso e "deslocar-se" para fora[35] . Por outro lado, os pinos mais pequenos não são adequados para áreas grandes e espessas de osso diafisário, como o fémur. A rigidez do pino é proporcional à terceira potência do raio do pino. No entanto, a forma como a junção pino-osso se comporta depende não só do material e do diâmetro do pino, mas também da qualidade do osso, da taxa e da direção da carga. A dispersão do pino é a distância dos pinos individuais do local da fratura, das hastes de ligação e dos conectores. A regra clínica geral para a colocação de pinos é maximizar a distância entre pinos em cada tamanho do local da fratura, com um pino o mais próximo possível da fratura e outro distante. Esta construção minimiza o momento de torção na fratura através da redução da distância do braço de alavanca de rotação. A adição de um pino suplementar fora do plano dos outros pode ser uma maneira fácil de aumentar significativamente a estabilidade. O número de pinos também é diretamente proporcional à rigidez do fixador. São necessários dois pinos de cada lado da fratura para que haja estabilidade rotacional. Mais pinos adicionam mais estabilidade[22] .

1.5 Complicações e gestão no contexto clínico

A infeção do trato dos pinos é o problema mais comummente esperado no campo clínico, ou mesmo uma complicação quase inevitável, quando os cirurgiões ortopédicos utilizam uma fixação externa[36,37] . nos últimos anos, para melhorar a fixação dos pinos e evitar a infeção do trato dos pinos, tem sido dada mais atenção ao desenvolvimento de materiais e revestimentos especializados para implantes (pinos) que podem ser uma técnica promissora para minimizar a gravidade das infecções do trato dos pinos. O primeiro exemplo de pinos revestidos data de 1913, quando Lambotte revestiu os pinos com níquel e ouro para os proteger da ferrugem[38] . Em 1984, Manley et al. utilizaram polietileno de peso molecular ultra-elevado como material de revestimento. Com estes pinos, registou-se uma redução de aproximadamente 50% da tensão de compressão máxima[39] . A infeção do trato do pino, a lesão dos nervos, o afrouxamento do pino, o empalamento dos tecidos moles e a hemorragia intra-compartimental são algumas das complicações registadas no contexto clínico quando os pinos são inseridos no osso. Os protocolos para prevenir ou tratar de uma vez por todas estas complicações são controversos [2,5,19,31,41-49].

A melhoria do tratamento da ferida e a utilização de antibióticos profilácticos são, na sua maioria, eficazes na prevenção da infeção dos locais dos pinos. A taxa de infecções dos tecidos profundos que conduzem a osteomielite referida na literatura é de até 4 %[13, 50] . Parameswaran et al., em 2003, propuseram que a remoção do pino pode ser necessária em casos graves que não respondem ao tratamento com antibióticos. Em caso de alteração do estado vascular, Staeheli et al.[40] sugeriram uma investigação com Índices Tornozelo-Braquial (ABI), ultrassonografia duplex, angiografia por TC e/ou arteriografia para avaliar o risco. E o seu estudo recomendou uma consulta de cirurgia vascular mais precoce. Para além disso, propuseram que o tratamento pode variar entre a observação e a reconstrução aberta ou endovascular, dependendo obviamente da lesão e da perfusão. Para evitar danos permanentes nos tecidos moles, a revascularização cirúrgica é necessária no prazo de 6 horas após a lesão isquémica.

Já em 1995, Wikenheiser et al. referiram que a microdano observada na superfície do trato do pino pode ter implicações significativas no que diz respeito ao afrouxamento dos pinos, devido à geração significativa de calor na interface pino-osso, os autores propuseram que deveria ser necessário um arrefecimento adequado com irrigação salina durante a inserção do pino, independentemente do desenho do pino, e sugeriram mais estudos em modelos in vivo para garantir esta hipótese[51] .

Henry et al., em 1996, investigaram três protocolos de cuidados com o local do pino, com a utilização de soro fisiológico a 0,9%, de álcool a 70% e sem limpeza como grupo de controlo, diariamente em 30 doentes portadores de fixadores externos. Todos os três grupos foram submetidos a remoção de crosta, massagem suave, pulverização com iodopovidona e curativo com gaze seca. Os meios-pinos foram aplicados no fémur e na tíbia. Os autores verificaram que as taxas de infeção nos três diferentes protocolos foram de 25%, 17,5% e 7,5%, respetivamente. Infelizmente, a utilização ou não do antibiótico profilático não foi referida no seu estudo[52] .

Magyar et al., em 1997, demonstraram no seu estudo aleatório que os pinos Orthofix revestidos a hidroxiapatite (HA) tinham uma menor taxa de afrouxamento e maiores binários de extração do que os pinos não revestidos. Havia 19 pacientes (76 pinos), com idade média de 54 anos (38 a 75) submetidos a hemicalotóse no tratamento da osteoartrite do joelho do compartimento medial. O tempo médio de fixação foi de 101 dias (61 a 155) e o tempo médio de distração de 16 dias (5 a 54). Nove pacientes usaram parafusos revestidos com HA e nove usaram pinos padrão. Num doente, os parafusos revestidos a HA foram utilizados na metáfise e os parafusos normais foram aplicados na diáfise. Todos os locais dos pinos foram avaliados diariamente por uma enfermeira e os níveis de dor foram medidos uma vez por dia através de uma escala visual analógica (EVA) durante a fase de distração e semanalmente durante a fase de cicatrização. Dezanove (19) dos 20 parafusos metafisários do grupo revestidos a HA mostraram um aumento da força de fixação, enquanto um estava solto. Na diáfise, com exceção de um doente que tinha perdido ambos os parafusos em cerca de 40% da sua fixação, todos os 18 parafusos estavam completamente bem fixados. Os autores verificaram que não houve diferenças estatísticas nos níveis de dor ou na quantidade de antibióticos ou analgésicos administrados[53] .

Dois anos mais tarde, Magyar et al.[26] apoiaram a utilização de antibióticos profilácticos orais durante 2 semanas no pós-operatório em 308 doentes (15 a 75 anos de idade) tratados com osteotomia em cunha aberta por hemicalotópsia para osteoartrite do joelho. Os fixadores permaneceram no local por uma mediana de 91 dias (35 a 214). Num doente, o dispositivo foi retirado ao fim de 35 dias devido a dor. Em outro paciente, o fixador foi prolongado para 214 dias após o reposicionamento de um pino solto. Os autores afirmam que, de todos os dados coletados, as infecções do trato do pino foram desenvolvidas em 157 pacientes, 96% eram menores e responderam aos cuidados com o local do pino e tratamento com antibióticos. Resumidamente, a taxa de infeção foi de aproximadamente 80% quando foram administrados 0-3 dias de antibióticos profilácticos e de aproximadamente 40% nos que receberam 11-17 dias de antibióticos profilácticos. A taxa de infeção não diminuiu mais quando a profilaxia antibiótica foi prolongada para além deste período de tempo[54] .

Em 2000, Gordon et al. sugeriram que o duche cinco (5) dias após a cirurgia não só é aceitável, como pode ser utilizado com êxito como o único meio de tratamento do local do pino. Gordon e os seus colegas seguiram prospectivamente 27 crianças consecutivas com fixadores externos tibiais para correção de deformidades ou alongamento de membros durante uma média de 22,4 semanas, utilizando o duche diário como único método de cuidados no local do pino após a remoção dos pensos 5 dias após a cirurgia. Os dados do estudo mostraram que os pacientes desenvolveram 178 infecções do trato do pino (4,0% por observação), com 151 (85%) infecções de grau 1 e 27 (15%) de grau 2. Os locais de meio pino diafisário foram menos frequentemente infectados (1,6%) do que os locais de fio periarticular ou meio pino (4,5%). Os autores recomendam apenas o duche sem outros procedimentos físicos de limpeza dos pinos em crianças submetidas a procedimentos de fixação externa f[55

Pommer et al., em 2002, realizaram um estudo semelhante, mas avaliaram a taxa de infeção do trato do pino, a remoção do pino e o torque de extração do pino como os resultados de interesse. Os autores acompanharam quarenta e seis (46) pacientes consecutivos submetidos a transporte segmentar ou alongamento da tíbia, que foram randomizados para o uso de pinos de Schanz de titânio padrão ou pinos de Schanz de aço inoxidável revestidos de hidroxiapatita por uma média de 38 semanas. Os pinos não revestidos tiveram uma taxa de infeção de 12% com 1 infeção extensa do canal intramedular, enquanto nenhum dos pinos revestidos com HA mostrou sinais de infeção. Nenhum dos pinos revestidos com HA necessitou de ser removido ao longo do estudo, em contraste com 13 % dos pinos não revestidos. O torque de extração dos pinos revestidos com HA foi significativamente maior do que os pinos não revestidos (0,43 vs. 0,10 N m, $p < 0,001$). Os autores concluem que o revestimento dos pinos com hidroxiapatite aumenta a sua fixação ao osso e reduz a taxa de infeção e afrouxamento durante a fixação externa para osteogénese de distração. A utilização de pinos revestidos com hidroxiapatite deve ser considerada em situações clínicas que exijam fixação externa prolongada[56] .

W-Dahl et al. em 2003 encorajaram que os cuidados no local do pino usando solução salina a 0,9%, curativo seco e bandagem uma vez por semana parecem apropriados. Os autores randomizaram 50 pacientes consecutivos, com idade média de 54 (35-72) anos, operados de gonartrose pela técnica de hemicalotose para cuidados diários (primeiro grupo) ou semanais (segundo grupo) no local do pino. Foram utilizados pinos revestidos a hidroxiapatite. Todos os pinos foram inseridos na tíbia do paciente. De acordo com a classificação de Checketts-Otterburns: As infecções de grau I ocorreram em cerca de 11% dos pinos e as de grau II em cerca de 4%. Os antibióticos foram administrados durante uma média de 47 dias. As complicações gerais menores e maiores foram de 2,8% e 0%, respetivamente[8] .

Tabela 1: Sistemas de classificação para descrever a gravidade das infecções do trato urinário, originalmente **apresentados por** Saleh et al.[57] , **Dahl** et al.[58] , Ward[59] e Checketts et al.[60]

Classification systems

Saleh and Scott (1992)

Grade 0—No problems

Grade 1—Responds to local treatment, increased cleaning, and massage

Grade 2—Responds to oral antibiotics

Grade 3—Responds to intravenous antibiotics or pin releases

Grade 4—Responds to removal of the pin

Grade 5—Responds to local surgical curettage

Grade 6—Chronic osteomyelitis

Dahl Wire and Pin Site Classification and Treatment (1994)

Grade 0—Normal. Treat with weekly pin care

Grade 1—Inflammed. Daily pin care

Grade 2—Serous drainage. Antibiotics

Grade 3—Purulent discharge. Antibiotics

Grade 4—Osteolysis. Pin removal

Grade 5—Ring sequestrum. Debridement

Ward (1998)

Minor—Prolonged drainage, crusting, swelling, and erythema. Considered benign

Major—Resolution requires removal of affected pins

Checketts–Otterburns Grading System (1999)

Grade 1—Slight erythema, little discharge. Treat with improved local pin care

Grade 2—Erythema, discharge, pain, warmth. Treat with improved local pin care and oral antibiotics

Grade 3—As per grade 2, but no improvement with oral antibiotics. Pins/ex fix can be continued

Grade 4—Severe soft tissue infection involving several pins ± pin loosening. Ex fix must be discontinued

Grade 5—As per grade 4, but with bone involvement visible on radiographs. Ex fix must be discontinued

Grade 6—Major infection occurring after ex fix removal. Treatment requires curettage of pin track

Camilo et al., em 2005, **utilizaram um** protocolo **de duche** para os seus 30 doentes que receberam o dispositivo de fixação Ilizarov no fémur e na tíbia. No grupo de controlo, a pele à volta de cada local de fixação foi limpa com gaze esterilizada embebida em solução salina a 0,9% para remover toda a "sujidade"; os locais foram depois secos com gaze esterilizada e cada local foi coberto com gaze dobrada. A taxa de infeção foi de 66,7% no grupo de controlo contra 46,7% no grupo experimental[61] . Para os autores, estes dados concluem que, quando se aplicou diariamente uma solução tópica de polivinilpirrolidona-iodo nas inserções do fio de Kirschner e do pino de Schanz, nos doentes que utilizavam o fixador externo de Ilizarov, este procedimento não reduziu a incidência de infeção superficial, em comparação com os doentes que efectuavam a limpeza da inserção apenas com soro fisiológico a 0,9%.

Patterson et al., em 2005, avaliaram a gravidade das infecções em 92 doentes com pinos esqueléticos, tais como fixador externo, tração ou halo, com o objetivo de determinar qual dos sete métodos de tratamento de pinos resultava no menor número de infecções do trato do pino. Em especial, as diferenças na taxa de infeção e de reação entre sete protocolos de gestão de locais de pinos diferentes que variavam tanto o agente de limpeza, como peróxido de meia força, solução salina ou sabão antibacteriano, como a água e o tipo de penso utilizado, como gaze ou esponja estável ou Xeroform/Xeroflo. O local anatómico dos pinos implantados foi localizado no membro inferior. Os protocolos foram os seguintes (1) Duas vezes por dia: 1/2 força de peróxido, enxaguar com solução salina, aplicar gaze/esponja estável; (2) A mesma limpeza; aplicar penso Xeroform/Xeroflo; (3) Duas vezes por dia; limpeza com solução salina, aplicar gaze/esponja estável; (4) A mesma limpeza; aplicar penso Xeroform/Xeroflo; (5) Duas vezes por dia: limpeza com água e sabão antibacteriano, aplicar gaze/esponja estável; (6) A mesma limpeza; aplicar Xeroform/Xeroflo; (7) Sem limpeza, aplicar gaze/esponja (mudar apenas se estiver molhada ou suja). Por fim, o grupo de controlo (7) não teve limpeza e recebeu um penso seco, que só era mudado se ficasse molhado. As taxas de infeção foram (1) 46%; (2) 9%; (3) 33%; (4) 27%; (5) 39%; (6) 50%; e (7) 36%, respetivamente ı ь[62]

Grant et al., em 2005, compararam dois protocolos de gestão diferentes para o cuidado da pele em redor de locais de fixação esquelética em 20 doentes (131 pinos) com lesões agudas. Os autores realizaram o estudo com o objetivo principal de examinar a relação entre dois protocolos de gestão da zona dos pinos, aplicados a dispositivos de fixação externa utilizados em doentes ortopédicos adultos, para determinar se existem diferenças na incidência de infeção da zona dos pinos em diferentes localizações anatómicas. O primeiro grupo foi submetido a limpeza com solução salina normal, lavagem e aplicação de pomada de parafina branca macia, o segundo grupo foi submetido a limpeza duas vezes por dia com solução salina normal e aplicação de solução de iodopovidona a 10%. Apesar de a utilização de um agente antibacteriano na gestão das localizações dos pinos esqueléticos reduzir a probabilidade de infeção, os autores sugerem a realização de mais estudos para determinar se a posição anatómica da localização do pino é um fator de risco para o desenvolvimento de infeção da localização do pino e se a intervenção pode reduzir a inflamação/infeção nas localizações dos pinos nos membros inferiores mediais[63] .

Davies et al., em 2005, sugeriram que a solução de limpeza de clorexidina leva a uma diminuição das taxas de infeção no local do pino. Os autores compararam prospectivamente dois protocolos para a técnica operatória e os cuidados a ter no local da cavilha com a fixação externa. Entre os 120 doentes do seu estudo, o primeiro grupo de 46 doentes foi tratado no local da cavilha de acordo com os costumes locais e o segundo grupo de 74 foi tratado com a técnica utilizada pelo Centro Científico de Traumatologia e Ortopedia Reparadora russo Ilizarov, que consiste na utilização de uma solução anti-séptica forte que confere um efeito de secagem à pele e em pensos de pressão volumosos para restringir o movimento entre a pele e a cavilha. No entanto, as técnicas cirúrgicas e outros aspectos dos cuidados a ter com a zona dos pinos diferiram entre os dois grupos de estudo, o que dificultou a interpretação dos resultados[64] .

Sabendo que a utilização da tração esquelética é mais frequente em contexto clínico e que, por vezes, devido ao atraso da data da cirurgia devido à fila de espera de doentes, os cirurgiões ortopédicos não podem operar a tempo, Nigam et al. Para além deste longo período em que os doentes aguardam a cirurgia, é provável que ocorram algumas complicações, como a infeção do trato do pino, o que pode levar a uma revisão completa da inserção do pino ou à mudança para a tração cutânea. Nigam et al. realizaram um estudo prospetivo em[65] em sessenta doentes com inserção de pinos na tíbia superior por várias causas. Foi injetado antibiótico (injeção de Cefazolina 0,5 g após teste de sensibilidade - 250 mg de cada lado) em trinta doentes no local de inserção do pino e não foi injetado qualquer antibiótico em trinta controlos. Apenas foi observada uma infeção do trato do pino de fase 1 no grupo de estudo (3% dos casos), enquanto seis casos apresentavam uma infeção de fase 1, um caso apresentava uma infeção de fase 2 e dois casos apresentavam infecções de fase 3 no grupo de controlo (30% dos casos). O seu estudo demonstrou a utilidade da modificação na prevenção da morbilidade em doentes que estão planeados para uma tração esquelética a longo prazo, suprimindo temporariamente a flora local. Nos doentes que necessitam de utilizar pinos esqueléticos a longo prazo, seria sensato injetar antibiótico local no local de inserção para evitar infecções e o afrouxamento precoce do pino.

Egol et al. em 2006 realizaram um estudo comparando três protocolos diferentes de cuidados com o local do pino em 118 pacientes com pinos anatomicamente localizados no rádio distal. Uma semana após a cirurgia, os pacientes foram randomizados para um dos três regimes de tratamento de pinos: 1) trocas de curativos secos semanais sem tratamento de pinos. 2) Cuidados diários com os pinos com uma solução de 1/2 solução salina normal e 1/2 peróxido de hidrogénio.3) Discos impregnados de clorexadina (Biopatch) colocados à volta dos pinos e mudados semanalmente pelo cirurgião responsável. Os doentes foram seguidos semanalmente até à remoção do fixador. Vinte e três (23) dos seus pacientes tiveram uma complicação relacionada com o local do pino, com 28%. Doze doentes (10%) necessitaram de antibióticos. Um doente apresentou uma infeção profunda que exigiu desbridamento cirúrgico imediato e antibióticos a longo prazo. Três (3) pacientes (2%) tiveram o fixador removido antes da consolidação da fratura devido a infeção do pino. Finalmente, o grupo Biopatch teve uma taxa de complicações de 19%, o grupo do peróxido de hidrogénio de 33% e o grupo do penso seco de 18%. No entanto, a maioria das infecções são menores e podem ser observadas ou tratadas com antibióticos orais. A incidência destas complicações não diminuiu com a utilização de peróxido de hidrogénio no tratamento de feridas ou de pensos impregnados de clorexidina. Com base nestes resultados, Egol e colegas não recomendam despesas adicionais de tratamento da ferida para além de pensos secos e esterilizados para o tratamento do trajeto do pino após a fixação externa da fratura distal do rádio[66] .

Noutro estudo, W-Dahl et al. referiram que a solução de clorexidina a 2 mg/ml é preferível como agente de limpeza no tratamento do local do pino em doentes operados pela técnica de hemicalotóse e, provavelmente, na maioria dos doentes tratados com fixadores externos. O seu estudo prospetivo incluiu quarenta e nove (49) doentes consecutivos que receberam solução de clorexidina como agente de limpeza com o objetivo de minimizar a evidência de infecções em redor dos locais dos pinos. Foram utilizados 2 mg/ml de solução de clorexidina em trinta pacientes (120 pinos) e 9 mg/ml de cloreto de sódio em 19 pacientes (76 pinos). Avaliaram o estado de cada local dos pinos relativamente à dor (EVA), aos antibióticos e analgésicos utilizados e a quaisquer complicações. Os locais dos pinos foram sistematicamente classificados de acordo com a classificação de Checketts-Otterburns. Foram efectuadas culturas bacterianas de cada local de colocação de pinos ao fim de 1, 6 e 10 semanas e dos pinos aquando da remoção. Os resultados mostraram que foi encontrada uma infeção de grau 1 em 14% do grupo do cloreto de sódio e em 8,5% do grupo da clorexidina, e uma infeção de grau 2 em 3% e 0,5%, respetivamente. Com o cloreto de sódio houve um risco relativo significativamente maior para culturas positivas e para a presença de Staphylococcus aureus. Os resultados afirmam que o grupo da clorexidina necessitou de um número significativamente menor de antibióticos e registou uma dor significativamente menor às 6 e 10 semanas. Os autores concluem que a solução de clorexidina 2 mg/ml como agente de limpeza no tratamento de localizações de alfinetes é mais apreciada do que o sódio[67] .

W-dahl et al. em 2008 [68] concentraram-se nos benefícios clínicos e relacionados com o paciente da dor na infeção no local do pino, utilizando medicamentos XCaliber (Orthofix®) que optimizam o design da rosca e da ponta, e o pino padrão normalmente utilizado (Orthofix®) durante o procedimento de osteotomia de hemicalotose (HCO). Cinquenta pacientes com idade média de 51 (35-66) anos tratados com HCO foram randomizados para pinos padrão (Orthofix®) ou pinos XCaliber (Orthofix®). Foram utilizados pinos revestidos a hidroxiapatite no osso metafisário e pinos não revestidos no osso diafisário em ambos os grupos. Os locais dos pinos, a dor e o uso de medicamentos foram avaliados semanalmente durante a HCO. Na semana 7, os pacientes do grupo XCaliber tinham mais dor em repouso [19 (22) vs. 5 (5) mm, P = 0,01] e durante a atividade [32 (32) vs. 12 (13) mm, P = 0,02] e usaram mais paracetamol (2.100 vs. 925 mg, P = 0,04) do que os do grupo padrão, com diferenças semelhantes, até à extração dos pinos. Não houve diferença no uso de antibióticos [10,5 (14,5) dias (XCaliber) vs. 7 (7,5) dias (padrão) (P = 0,16)].

Finkler et al.[69] concluíram que a técnica de fixação com cavilha de entrada cruzada proporciona mais estabilidade do que a técnica de fixação com cavilha de entrada lateral no tratamento de fracturas supracondilianas do úmero em crianças, nas mãos de estagiários nos primeiros 3 anos de formação. O risco de lesão do nervo ulnar pode ser evitado se forem tomados cuidados adequados durante a inserção da cavilha medial, palpando o nervo ulnar no momento da fixação e efectuando uma pequena incisão sobre o epicôndilo medial, especialmente em casos de edema grave do cotovelo. Dos 60 casos incluídos no seu estudo, verificou-se instabilidade em 6 casos (10%), todos do grupo da técnica de fixação com cavilha de entrada lateral, enquanto todas as fracturas fixadas pelo método cruzado se mostraram estáveis. No estudo realizado por Devkota et al.[70] , foram seleccionadas 102 fracturas supracondilianas deslocadas do úmero, com idades compreendidas entre um ano e meio e 13 anos, que foram tratadas com redução apertada e fixação percutânea com fio de Kirschner (K) sob fluoroscopia com braço em c. Setenta e nove pacientes foram tratados com fios de Kirschner cruzados e em vinte e três casos foram colocados dois fios de Kirschner laterais. Em todos os casos foi aplicada uma placa de gesso acima do cotovelo durante pelo menos quatro semanas. A placa dorsal e os fios de Kirschner foram retirados ao fim de quatro semanas e foram iniciados exercícios de amplitude de movimentos do cotovelo. Os resultados foram analisados segundo os critérios de Flynn. Todos os doentes foram seguidos até à 14ª semana de pós-operatório. Oito pacientes (7,84%) do seu estudo tiveram infeção superficial do trato do pino na terceira semana pós-cirurgia, todos os pinos foram resolvidos com curativos repetidos e sete pacientes dos 79 pacientes no grupo de pinagem cruzada (6,86%) desenvolveram lesão do nervo ulnar. No estudo semelhante realizado por Chakraborty et al.[71], dos 92 pacientes, 56 (60,9%) foram fixados com um pino cruzado lateral medial e 36 (39,1%) foram fixados com dois pinos paralelos laterais. 52 pacientes (56,52%) desenvolveram infeção do trato do pino. A idade média dos pacientes que foram fixados com o pino cruzado lateral medial foi de 7,5 ± DP 2,3 anos e a dos que foram fixados com os dois pinos paralelos laterais foi de 7,6 ± DP 3,0 anos. 24 (26,1%) doentes tinham fracturas do tipo II e 68 (73,9%) tinham fracturas do tipo III. Finalmente, quatro (4) dos seus pacientes (4,34%) desenvolveram lesão do nervo ulnar, todos do grupo de pinagem cruzada. No estudo retrospetivo realizado por outro pesquisador[72] avaliando diferentes configurações de pinos no tratamento de fraturas supracondilianas deslocadas do úmero, entre 108 crianças (idade média de 6,48 anos) que foram tratadas por redução fechada e pinagem percutânea: 37 com pinos cruzados, 37 com dois pinos laterais e 34 com dois pinos laterais e um medial. O tempo médio de seguimento foi de 7,4 meses. Dois (2) pacientes (1,85%) desenvolveram lesão do nervo ulnar e uma criança (0,92%) desenvolveu infeção do trato do pino.

Cavusoglu et al., em 2009, randomizaram trinta e nove (39) pacientes portadores da estrutura de Ilizarov com pinos implantados na tíbia. Todos os pacientes foram tratados com diferentes protocolos de cuidados no local do pino, e depois receberam cuidados diários com a mesma frequência. No primeiro grupo, foi utilizado o banho e a escovação com sabonete e escova de dente para o tratamento dos locais dos pinos; no segundo, foi utilizado o banho e a limpeza das crostas com gaze estéril impregnada com solução de iodo. Os autores verificaram que a taxa de infeção no primeiro grupo foi de 44% contra 51% no segundo grupo. Foram registadas complicações graves na ordem dos 4% em ambos os grupos[73] . Cavusoglu e colegas concluem que os cuidados com a zona do pino podem ser realizados sem prejudicar o conforto do doente, sem proibição de tomar duche e podem ser autogeridos pelos doentes sem técnicas de esterilização complexas.

Chan et al., em 2009, recomendaram a aplicação de uma solução salina para proteger as interfaces metal-pele contra infecções. Os autores sublinharam que a solução salina é mais barata, está facilmente disponível e tem um baixo risco de hipersensibilidade cutânea. Compararam dois grupos de pacientes com fixadores externos que tinham sido submetidos a osteogénese de distração e foram tratados com duas soluções de penso diferentes. Ambos os grupos tiveram cuidados diários com os pinos, o primeiro grupo usou iodopovidona diluída e o segundo usou soro fisiológico. O estudo contou com sessenta (60) doentes e os dispositivos utilizados foram localizados nos membros inferiores para osteogénese de distração. As taxas de infeção foram semelhantes nos dois grupos: 19% no primeiro grupo e 17% no segundo grupo[74] .

Yuenyongviwat et al., em 2011, relataram que a sulfadiazina de prata ou o curativo seco poderiam ser recomendados no tratamento do local do pino. Os autores avaliaram a prevalência de infeção no local do pino em trinta (30) pacientes com fraturas expostas da tíbia que necessitaram de fixação externa[75] . Os pacientes foram divididos aleatoriamente em dois grupos: o primeiro grupo recebeu curativo diário no local do pino com solução salina normal e sulfadiazina de prata a 0,5% e o segundo grupo recebeu curativo seco diário. Dos trinta pacientes, sete (7) (46,7%) tiveram infeção na zona do alfinete, enquanto seis (6) pacientes (40,0%) a tiveram no grupo de controlo, com gravidade comparável. Não foi observada diferença significativa na prevalência de infeção da ferida do alfinete entre os dois grupos (p = 0,97).

Lee et al. em 2012 indexaram o uso de curativo de gaze impregnado com polihexametileno biguanida (PHMB) na prevenção de infeção do trato do pino na fixação externa. No estudo, foi mais eficaz do que a gaze simples para os pensos de fixadores externos, e os autores sublinharam que a maioria das infecções do trato do pino pode ser tratada sem antibióticos. O estudo comparou o penso do local do pino utilizando gaze impregnada com 0,2% de polihexametileno biguanida e o penso de gaze simples como grupo de controlo. As taxas de infeção foram calculadas com base em observações e não no número de infecções no local do pino por paciente. Foram submetidos a este estudo 38 doentes. O primeiro grupo teve 11 de 1068 observações (1,02%) e o segundo grupo teve 39 de 864 (4,51%) f[76

Ao contrário de outros autores, Camathias et al. em 2012 afirmaram que a rotina de cuidados com o trato dos pinos é desnecessária no tratamento de lesões por fixação externa. Os autores randomizaram 56 pacientes (com idades entre 4 e 68 anos, média de 24 anos, 204 pinos) com fixadores externos, comparando os cuidados diários com o trato do pino com nenhum cuidado com o trato do pino. Foram propostos a remoção de crostas, irrigação com solução salina estéril, secagem com cotonetes estéreis e curativo estéril pré-embebido em iodopovidona com cobertura de curativo seco. As taxas de infeção não foram realizadas pelos autores; em vez disso, relataram os resultados, incluindo a condição da interface dos tecidos moles, a estabilidade dos pinos, a estabilidade torsional dos pinos determinada com um torquímetro durante a sua remoção, a osteólise nas radiografias pré-remoção e a dor no local do pino[77] .

Britten et al., em 2012, concentraram-se nas crostas, definindo-as como tampões discretos e endurecidos de exsudados secos que aderem firmemente e bloqueiam os locais dos pinos dos fios do fixador Ilizarov. Os autores acreditam que a retenção destas crostas durante o tratamento do local do pino do fixador de Ilizarov protege significativamente contra o desenvolvimento de infeção no local do pino. 92 pacientes foram incluídos no estudo e divididos em dois grupos. No primeiro grupo, as crostas secas foram removidas e no segundo grupo foram mantidas. Verificaram que a taxa de infeção no primeiro grupo foi de 61% e no segundo grupo foi estatisticamente inferior, com 36%.

Shirai et al., em 2014, sugeriram que os pinos de titânio revestidos com iodo são biologicamente seguros e eficazes na prevenção de infecções do trato dos pinos. No estudo, foram sistematicamente implantados pinos com suporte de iodo em 39 membros de 38 pacientes com uma idade média de 33,6 anos. Vinte e seis (26) pacientes eram homens e doze (12) eram mulheres. Os pinos revestidos a iodo foram utilizados para prevenir a infeção em todos os doentes. O fixador externo foi utilizado por um período médio de seis (6) meses. Os autores verificaram que a infeção de grau 1 ocorreu em 2,5 % dos doentes e a de grau 2 em 1,1 %. Não foi observado nenhum doente com uma infeção de grau 3 ou superior. Os níveis medianos de leucócitos estavam dentro da faixa normal e os níveis medianos de PCR retornaram a <0,3 mg/dl dentro de 3 semanas após a cirurgia. Não foram detectadas quaisquer anomalias da função da glândula tiroide. A quantidade de iodo foi mantida durante muito tempo, com cerca de 40% remanescente após 1 ano. A partir destes dados, os autores concluem que os pinos de titânio suportados por iodo foram capazes de diminuir a taxa de infeção do trato do pino e não tiveram qualquer impacto na função da tiroide f[14]

Ogbemudia et al. em 2015 recomendaram o uso de curativos de sulfadiazina de prata a 1% para pinos de fixadores externos. Noventa e oito (98) pacientes foram recrutados consecutivamente e divididos em dois grupos A e B. A incidência de infeção do trato do pino foi comparada entre o grupo A usando curativo de gaze estéril seco e o grupo B usando curativo de gaze impregnado com sulfadiazina de prata a 1%. Cada pino (um parafuso de Schanz de 4,5 mm) foi aplicado através de uma ferida de punhalada de 5 mm na pele com uma lâmina de tamanho 10. Os orifícios no córtex próximo foram pré-perfurados com um berbequim manual, utilizando uma broca de 2,7 mm através de uma guia de perfuração, e os pinos foram inseridos até o córtex distante ser engatado. Não foi observada qualquer pré-perfuração para a inserção de fios de Kirschner de 1,8 mm no fixador externo circular de Ilizarov. O protocolo foi o seguinte: os pacientes do grupo A (grupo de controlo) fizeram pensos diários no local do pino com uma tira de gaze estéril seca após a limpeza sistemática do local do pino com álcool metilado, enquanto os pacientes do grupo B (grupo de estudo) fizeram um penso semanal no local do pino com uma tira de gaze estéril impregnada com creme de sulfadiazina de prata a 1% e enrolada à volta do pino ou fio após a limpeza com álcool metilado. Os pensos foram removidos três (3) dias após a cirurgia e substituídos automaticamente por pensos frescos. Para o tratamento pós-operatório, os doentes receberam ceftriazona intravenosa 1 g por dia durante dois dias (2) e metronidazol 500 mg de 8 em 8 horas durante 24 horas. Todas as crianças incluídas no estudo receberam 20 mg por kg de uma dose única diária de ceftriazona e 7,5 mg/kg por dose de metronidazol. Todos os casos foram tratados como pacientes internados por um mínimo de 5 semanas e acompanhados por pelo menos 16 semanas após a remoção dos pinos.Dos 49 pacientes do grupo A e 49 pacientes do grupo B. Havia 33 homens e 16 mulheres no grupo A com uma idade média de 36,7 ± 16,8 anos (um intervalo de 7-75 anos), bem como 31 homens e 18 mulheres no grupo B com uma idade média de 37,7 ± 15,2 anos (um intervalo de 4-75 anos). Não se registou qualquer perda de seguimento nas 16 semanas após a remoção dos pinos. Os autores concluem que a incidência de infeção do trato do pino foi significativamente reduzida pelo uso de curativos de gaze impregnados com creme de sulfadiazina de prata a 1% no local do pino. Não houve diferença significativa nas complicações após a remoção do pino ou do fio[78] .

Mahapatra et al., em 2016, avaliaram os pacientes no momento da remoção dos componentes do fixador para obter indicadores de resultados. Noventa e cinco (95) pacientes foram incluídos em seu estudo (49 armações novas e 46 armações recicladas), nenhuma diferença significativa foi observada na incidência de infeção do trato do pino (8,16% em novas versus 8,69% em recicladas), perda de fixação (10,2% em novas versus 13,04% em recicladas) e afrouxamento de componentes (6,12% em novas versus 8,69% em recicladas). Cerca de 17% dos pacientes que deram o seu consentimento não quiseram ter um sistema de fixação externa com componentes reciclados. Por fim, concluem que a reciclagem de componentes de fixadores externos é segura e igualmente eficaz, com uma poupança de custos considerável.

Sahu et al., em 2016, avaliaram o resultado funcional e radiológico da não união complexa do eixo da tíbia, tratada por desbridamento radical, fixador de anel de Ilizarov com osteogénese de compressão e distração. Um total de sessenta (60) casos com pseudartrose complexa da tíbia foram incluídos no estudo. Todas as não uniões infectadas foram tratadas com desbridamento radical, fixadas com fixador de anel de Ilizarov, compressão monofocal/bifocal e osteogénese de distração. A duração média do acompanhamento foi de trinta e seis meses (26-50 meses) e a avaliação funcional foi efectuada utilizando o sistema de pontuação da Associação para o Estudo e Aplicação de Métodos de Ilizarov (ASAMI) e a união óssea com radiografias em série. Os resultados mostraram que todos os doentes tiveram uma consolidação bem sucedida. O tempo médio de consolidação foi de sete meses (5-9 meses). Para além disso, o tempo médio de remoção do fixador foi de doze meses (8-14 meses). A utilização de antibiótico oral foi eficaz em todos os doentes que apresentavam infecções do trato do pino. Verificou-se que quatro doentes apresentavam uma deformidade em equino, um doente apresentava um encurtamento insignificante do membro (1,5 cm) e três doentes apresentavam distrofia dos tecidos moles. De acordo com o sistema de pontuação ASAMI, obtiveram 45 resultados funcionais excelentes, 10 bons, 3 regulares e 2 maus. Por fim, concluem que a técnica de Ilizarov para as não-uniões complexas tem uma elevada taxa de sucesso na obtenção da união e na erradicação da infeção, da perda óssea e do desalinhamento. O desbridamento radical é o passo fundamental para controlar a infeção óssea[47] .

Uma revisão sistemática realizada em 2016 por Gu et al. sustentou que a fixação externa em ponte pode reduzir a incidência de infecções do trato do pino e de lesões nervosas em comparação com a fixação externa sem ponte, mas não apresenta diferenças significativas noutras complicações e na recuperação da função da articulação do punho. A fixação externa em ponte poderia, por conseguinte, ser uma melhor escolha em doentes com fracturas do rádio distal f[48

Hamahashi et al. realizaram recentemente um desbridamento cirúrgico nos doentes que desenvolveram osteomielite induzida por Staphylococcus aureus resistente à meticilina no local da cavilha tibial e osteomielite induzida por Staphylococcus aureus resistente à meticilina nos locais das cavilhas tibiais bilaterais um ano após a remoção do fixador externo e três meses após a remoção do fixador externo, respetivamente três e quatro vezes, mas a infeção persistiu. O estudo deduziu que a infeção do trato do pino não deve ser considerada uma complicação menor porque pode desenvolver-se osteomielite, exigindo um tratamento mais agressivo do que a curetagem do trato do pino. E sugeriram que o retalho gastrocnémico é uma opção de tratamento útil para a osteomielite refractária porque a colheita do retalho causa menos perturbações funcionais e é uma técnica cirúrgica relativamente fácil.

1.5.1 Tratamento das infecções do trato urinário: estudos in vivo e in vitro

A fim de prevenir a infeção do trato do alfinete, muitos investigadores deram o seu contributo nesta batalha, realizando modelos animais e estudos in vitro.

Collinge et al., em 1994, relataram que os pinos revestidos de prata foram capazes de reduzir a colonização bacteriana em torno dos locais dos pinos. No estudo, trinta (36) pinos revestidos a prata e doze (12) pinos convencionais de aço inoxidável foram colocados na crista ilíaca de seis ovelhas e inoculados com Staphylococcus aureus. Às 2 semanas e meia após a cirurgia, 84% dos pinos não revestidos estavam infectados, enquanto 62% dos pinos revestidos a prata estavam infectados. Os pinos revestidos a prata foram menos frequentemente infectados do que os pinos não revestidos. Os dados mostraram que os pinos revestidos a prata se soltavam com menos frequência do que os pinos não revestidos. O movimento dos pinos estava estreitamente correlacionado com a infeção: 28 de 32 pinos infectados (88%) tinham movimento, enquanto apenas 9 de 16 pinos não infectados (56%) tinham movimento (IC > 80%)[80] .

O estudo in vitro realizado por Arciola et al. em 1999 demonstrou que os pinos revestidos com HA limitam a infecciosidade tanto por favorecer a integração tecidual do material quanto por reduzir a aderência bacteriana. Para os autores, existe a hipótese de que o revestimento de HA possa ser resistente à adesão bacteriana. Os autores avaliaram in vitro a aderência de uma estirpe de Staphylococcus epidermidis a parafusos de aço inoxidável revestidos com hidroxiapatite utilizados em cirurgia ortopédica para fratura externa, em comparação com a aderência a parafusos não revestidos. Outras avaliações foram também efectuadas em grupos análogos de parafusos imersos durante 72 horas e 168 horas numa solução a 37° C, com o objetivo de simular o fluido intersticial de uma forma simplificada. No seu estudo in vitro, a aderência do Staphylococcus epidermidis aos parafusos de aço inoxidável foi significativamente menor na presença de revestimento de HA[81 f Foram observados resultados semelhantes num modelo de ovelha em que os pinos revestidos com HA tinham um binário de extração significativamente maior e um crescimento ósseo melhorado (por microscopia) em comparação com os pinos revestidos e não revestidos com titânio[82] .

Dejong et al., em 2001, demonstraram que o revestimento de hidroxiapatite/clorexidina estabilizada com lípidos foi bem sucedido na diminuição da infeção e na melhoria da fixação de pinos de fixação externa. Os autores compararam pinos de fixação externa de aço inoxidável e titânio, com e sem um revestimento de hidroxiapatite/clorexidina estabilizado com lípidos, e avaliaram-nos num modelo de cabra. Os pinos (2) foram contaminados com staphylococcus aureus e inseridos em cada tíbia de doze cabras. Dejong e colegas constataram que as infecções se desenvolveram em 100% dos pinos não revestidos, enquanto 4,2% das infecções foram observadas nos pinos revestidos, com 12,5% colonizados e o restante, 83,3%, sem crescimento ($p < 0,01$) f[83

Volker et al., em 2006, investigaram o efeito antimicrobiano de dois revestimentos diferentes de gentamicina-hidroxiapatite (HA) para próteses sem cimento num modelo de infeção em coelhos.O estudo utilizou uma estirpe de Staphylococcus aureus com uma dose de 10^7 CFU/ml e inoculou-a no canal intramedular da tíbia de trinta (30) coelhos, seguindo-se a implantação de fios K de aço HA padrão (n % 10), fios K de aço revestidos com uma combinação gentamicina-HA (n % 10) e fios K de aço revestidos com uma combinação gentamicina-RGD-HA (n % 10), respetivamente, durante um período de 28 dias. Os autores concluíram que ambos os tipos de revestimento com gentamicina mostraram uma melhoria significativa da profilaxia da infeção em comparação com o revestimento padrão de HA e, por conseguinte, esta tecnologia de revestimento pode ajudar a melhorar a profilaxia da infeção na artroplastia total da articulação sem cimento. Volker e colegas sugeriram a realização de mais estudos[84] . Num estudo in vitro realizado por Chen et al.[85] , foi demonstrado que um revestimento de pinos de HA com prata diminuía a adesão de S. aureus e S. epidermidis em comparação com pinos de titânio simples, sem aumentar a citotoxicidade para as células osteoblásticas precursoras.

Em 2007, Hirotaka et al. desenvolveram novamente uma nova técnica para revestir uma camada de fosfato de cálcio (CaP) em parafusos de titânio com uma camada de superfície de óxido de titânio, utilizando fluidos de infusão oficialmente aprovados para utilização clínica. No estudo, a solução contendo cálcio, a solução contendo fosfato e uma solução de bicarbonato de sódio preparada a partir dos fluidos de infusão foram misturadas com um rácio molar Ca/P de 2,0. Cada parafuso foi imerso em 10 ml da mistura resultante a 37 °C durante 2 dias. Formou-se uma camada de apatite de baixa cristalinidade (rácio Ca/P molar = 1,681 ± 0,038) nos parafusos. A camada era constituída por algumas partículas de 100 nm de diâmetro fixadas na superfície do parafuso. Os autores efectuaram um estudo in vivo para demonstrar a eficácia dos parafusos revestidos com CaP. Os parafusos foram implantados por via percutânea em ambas as metáfises proximais da tíbia de vinte (20) coelhos. Todos os animais foram sacrificados 4 semanas após a cirurgia. O torque de inserção não foi significativamente diferente entre os parafusos revestidos com CaP (0,132 ± 0,002 Nm, n = 10) e os parafusos não revestidos (0,140 ± 0,002 Nm, n = 10) (p = 0,5785). Os autores concluem que a utilização de parafusos revestidos com CaP é um método eficaz para aumentar a resistência da interface osso-parafuso[86] .

Arnout et al., em 2007, demonstraram que a infeção de locais de pinos percutâneos de fixadores externos em cirurgia óssea reconstrutiva pode ser prevenida pela aplicação de uma pequena corrente eléctrica DC. Nove (9) cabras fêmeas adultas foram utilizadas neste estudo. Após a colocação dos pinos e a inoculação com a suspensão bacteriana, os ânodos esterilizados foram instalados, protegendo e cobrindo a ferida. Todos os pinos foram ligados a uma única haste com acoplamentos pino a haste, à qual foi ligada a fonte de corrente e conectada aos ânodos de platina. O elétrodo de platina em torno do primeiro grupo (A) de pinos recebeu uma corrente de 100pA DC e foi ligado ao pólo negativo da bateria, o segundo grupo (B) de pinos foi utilizado como controlo sem corrente, enquanto o terceiro grupo (C) de pinos serviu de suporte adicional para a estrutura. Todas as correntes foram aplicadas desde o momento da implantação até ao final da experiência (21 dias de seguimento) de forma contínua. O resultado no grupo de pinos aos quais foi aplicada uma corrente eléctrica, 8 dos 9 pinos não mostraram qualquer sinal de infeção, enquanto 1 dos 9 caprinos não mostrou sinais de infeção, 2 dos 9 mostraram inflamação e 5 dos 9 mostraram purulência franca nos grupos sem corrente[87] .

Em 2008, Hirotaka et al. demonstraram novamente que os parafusos de titânio com a camada de compósito FGF- 2-apatite são úteis para melhorar a resistência da interface osso-parafuso e a resistência à infeção na fixação esquelética externa.As camadas de compósito de apatite com fator de crescimento de fibroblastos-2 (FGF-2) foram formadas em parafusos de titânio oxidados anodicamente para melhorar a resistência da interface osso-parafuso e para reduzir a taxa de infeção do trato do pino através de uma melhor cicatrização do tecido cutâneo na fixação externa. Os resultados mostraram que os parafusos de titânio com a camada de compósito formada na concentração óptima de FGF-2 apresentavam uma resistência da interface osso-parafuso significativamente mais elevada e uma taxa de infeção do trato do pino inferior à dos parafusos sem a camada de compósito: o binário de extração e as taxas de infeção foram, respetivamente, 0,230 +/- 0,073 Nm e 43.8% para os parafusos com a camada de compósito, e 0,170 +/- 0,056 Nm e 93,8% para os parafusos sem a camada de compósito[88 f Em 2012, Hirotaka e colegas sugeriram que a melhoria da cicatrização da ferida associada à formação de tecido semelhante à fibra de Sharpey desencadeada pelo FGF-2 libertado da camada de compósito FGF-2-apatite leva à redução da taxa de infeção do trato do pino[89] . Dois anos mais tarde, Hirotaka et al.[90] aperceberam-se de que uma camada de compósito de apatite com fator de crescimento de fibroblastos-2 (FGF-2) revestida em parafusos de titânio utilizada no seu estudo anterior para prevenir a infeção da via aérea em coelhos não impedia completamente a infeção da via aérea. Por isso, os autores desenvolveram mais uma vez uma almofada de esponja de poli (s-caprolactona) (PCL) embebida em cefazolina sódica (+CEZ), que tem um efeito bactericida de contacto rápido. As almofadas +CEZ foram preparadas através da mistura de PCL e CEZ em 1,4-dioxano, seguida de liofilização e compactação. Em seguida, os parafusos revestidos com apatite FGF-2 foram implantados por via percutânea em metáfises tibiais proximais bilaterais de coelhos com e sem a almofada +CEZ durante 4 semanas (n=20). Finalmente, o resultado da inspeção visual mostrou que a taxa de infeção do trato do pino foi reduzida com sucesso de 72,2% para 15,0% com a almofada +CEZ ($p < 0,05$). Quatro meses mais tarde[91] , os autores fabricaram camadas compósitas de FGF-2-apatite em pinos de Ti num único passo a 25° C, utilizando uma solução de CaP supersaturada à base de fluido de infusão contendo diferentes concentrações de FGF-2, com o objetivo de avaliar as características físico-químicas, a atividade biológica, a resistência à infeção do trato do pino e a força de fixação óssea dos pinos de Ti revestidos, em comparação com os pinos de Ti revestidos a 37° C. O seu estudo in vivo demonstrou que a taxa de infeção do trato do pino por inspeção visual para 37F4.0 (45%) foi inferior à de 25F1.0 (80%, p = 0,0213), e a taxa de osteomielite para 37F4.0 (35%) foi inferior à de 25F0.5 (75%, p = 0,0341). Estes resultados sugerem que a química da matriz de fosfato de cálcio que incorpora o FGF-2, para além do conteúdo e da atividade do FGF-2, tem um impacto significativo na resistência à infeção e na força de fixação do compósito.

Yoshinobu et al., em 2008, avaliaram a eficácia do fotocatalisador de dióxido de titânio na inibição da colonização bacteriana em implantes percutâneos. Este agente antibacteriano foi preparado por oxidação direta do substrato de titânio puro, tendo sido realizado um estudo comparativo com titânio puro. Seguiu-se um estudo in vivo através da inserção dos pinos em modelos de fémures de coelhos infectados com 10^8 unidades formadoras de colónias de suspensão de MRSA. Os autores verificaram que a capacidade bactericida do fotocatalisador era evidente após 60 minutos, altura em que as bactérias tinham quase desaparecido. Finalmente, o fotocatalisador foi eficaz mesmo contra a colonização bacteriana resistente[7 1.

Shirai et al., em 2009, defenderam que as ligas de Ti-1% Cu têm atividade antimicrobiana e reduzem substancialmente a incidência de infeção do trato do pino. Os autores avaliaram a atividade antibacteriana de uma liga de titânio-cobre (Ti-Cu) na infeção de implantes e determinaram a potencial utilização da liga de Ti-Cu como biomaterial num modelo de coelho. O estudo utilizou duas formas de ligas de Ti-Cu sintetizadas contendo 1% Cu e 5% Cu[92] . Dois anos mais tarde[93] , os autores propuseram o Ti-l2 como uma atividade antimicrobiana para prevenir infecções nos locais dos pinos. Os pinos foram inseridos no fémur de coelhos durante 14 dias. Os seus resultados in vivo e in vitro indicaram que o Ti-l2 tem atividade antibacteriana, biocompatibilidade e não tem citotoxicidade.

Chou et al., em 2010, relataram que o acetato de pexiganan pode ser um importante antimicrobiano para implantes osseointegrados transcutâneos. Neste estudo, trinta (37) coelhos foram seleccionados aleatoriamente para um de três grupos: (1) implante de liga de titânio sem antimicrobiano, (2) implante de liga de titânio com antimicrobiano tópico (1 % de acetato de pexiganan) aplicado diariamente na interface pele-metal e (3) um implante de tântalo poroso sem antimicrobiano. Os resultados mostraram que o grupo titânio-pexiganan reduziu em 75% as infecções no local do pino, em comparação com o grupo de controlo de titânio (p = 0,019). No entanto, não houve diferença na taxa de infeção entre os grupos de controlo de titânio e de tântalo (p = 0,230) f[94

Josua et al. em 2011 demonstraram que a aplicação de revestimentos de xerogel libertadores de NO pode inibir a colonização bacteriana de pinos de fixação externa tanto durante o período pós-cirúrgico inicial como até 48 dias após a implantação. Os pinos foram revestidos com solução de xerogel através de um procedimento de revestimento por imersão. Metade dos pinos de implante revestidos com xerogel foram modificados em dadores de NO e serviram como grupo de libertação de NO, enquanto os restantes pinos foram deixados inalterados para servirem de controlos revestidos com xerogel não libertadores de NO. No grupo sem revestimento, foram utilizados pinos gravados com ácido. Foram utilizados neste estudo 15 ratos Sprague-Dawley fêmeas. Os pinos roscados de diâmetro foram implantados cirurgicamente nas 3ª, 4ª e 5ª vértebras da cauda dos ratos. Os autores verificaram que não havia tractos de pinos de libertação com uma pontuação de infeção >3 no dia 28 do pós-operatório; os grupos revestidos com xerogel e de controlo tinham 2 e 7 pinos com pontuação >3, respetivamente. O número de pinos não libertadores com pontuação superior a 3 foi significativamente inferior ($p<0,05$) ao número de pinos revestidos com xerogel e de controlo com pontuação > 3, mesmo 28 dias após a cirurgia. No final, os autores sugeriram que é necessário realizar mais trabalho para ter a certeza de que se obteriam resultados semelhantes com revestimentos sem libertação aplicados a pinos de titânio ou de aço inoxidável não tratados com ácido, bem como noutros modelos animais e em seres humanos[95] .

Em 2013, Rahimnia et al. verificaram que os pinos revestidos com antibiótico eram eficazes na prevenção da infeção do trato do pino em modelo de coelho. Os autores realizaram um estudo in vivo utilizando 10 coelhos divididos em 2 grupos. Um grupo não revestido com fixador externo unilateral aplicado à tíbia do coelho com 4 pinos auto-relaxantes de 1,8 mm, enquanto no grupo de teste os pinos foram revestidos com hidroxiapatita e antibiótico. Todos os pinos foram depois colocados em meios contendo Staphylococcus aureus. Cinco dias após a cirurgia, todos os 40 locais dos pinos foram inoculados subcutaneamente com Staphylococcus aureus. O tecido mole à volta dos locais dos pinos foi então colhido nove dias após a cirurgia. O resultado indicou que dezanove locais de pinos pareciam limpos e sem sinais clínicos de infecções no grupo de teste, ao passo que todos os locais de pinos mostraram evidência de infeção clínica e deram origem a culturas positivas, e os meios de cultura tornaram-se escuros, indicando o crescimento de Staphylococcus aureus no grupo não revestido f[96

Em 2014, Haibo Qu et al. demonstraram que as películas micron-finas de sol-gel em dispositivos ortopédicos tinham a capacidade de prevenir a osteomielite e a adesão bacteriana em torno dos locais dos pinos. A tecnologia de película micronizada sol-gel pode ser utilizada para revestir superfícies de dispositivos ortopédicos feitos de aço inoxidável e liga de titânio, bem como de sistemas de fixadores externos e pregos intramedulares. No estudo, foram aplicadas películas sol-gel micro-finas em 2 tipos de implantes ortopédicos, tais como pinos percutâneos de fixadores externos e pregos intramedulares (IM). O fármaco antibiótico de largo espetro, a vancomicina, foi incorporado nas películas de sol-gel em pregos IM feitos de liga de titânio. Os autores inscreveram seis (6) ovelhas e onze coelhos (11) para realizar a experiência. Estes estudos foram realizados para verificar a hipótese de que, utilizando um modelo de tíbia de coelho, a infeção resultante da entrada de bactérias ao longo das superfícies dos pinos percutâneos pode ser evitada pelas películas de triclosan/sol-gel e, utilizando um modelo de tíbia com osteomielite de ovelha, a osteomielite pode ser tratada e a formação de biofilme na superfície das unhas intramedulares pode ser evitada pelas películas de vancomicina/sol-gel. Com base nesta teoria, foram implantadas unhas IM revestidas com sol-gel, com e sem vancomicina, no canal tibial IM de ovelhas através do planalto tibial. Três ovelhas receberam pregos IM revestidos com sol-gel contendo vancomicina e outras três receberam pregos revestidos com uma película de sol-gel de controlo sem o antibiótico. Para o modelo dos coelhos, os implantes, com ou sem revestimento de sol-gel, foram colocados a partir do lado medial na tíbia, encaixados e depois aparafusados firmemente no lado lateral do córtex; seis dos onze coelhos receberam pinos com revestimento de sol-gel contendo triclosan e os restantes cinco receberam pinos percutâneos não revestidos. Por fim, os autores verificaram que os exames radiográficos não revelaram sinais de infeção em todos os animais que receberam pregos IM com vancomicina/sol-gel, enquanto 3 animais que receberam pregos IM revestidos com filmes sol-gel sem vancomicina apresentaram sinais radiográficos de osteomielite. Por outro lado, 5 coelhos implantados com pinos percutâneos sem revestimento de triclosan/sol-gel apresentaram uma taxa de infeção significativamente mais elevada, determinada clinicamente 4 semanas após a cirurgia. Quatro dos cinco coelhos apresentaram sinais de infeção, com 3 a demonstrarem uma descarga do tipo seroso e 1 a apresentar uma descarga purulenta à volta dos pinos percutâneos, ao passo que 6 coelhos que receberam pinos percutâneos revestidos com triclosan/sol-gel apresentaram quaisquer sinais de infeção às 4 semanas. A partir destes dados, os autores afirmaram que o gel-sol nanoestruturado não é uma solução para a infeção.

A tecnologia de libertação controlada de gel oferece a promessa de um sistema fiável e contínuo de libertação de bactericidas a partir de dispositivos ortopédicos para prevenir e tratar infecções[97] . Um ano mais tarde, Haibo Qu et al.[98] confirmaram que as películas bactericidas micro-finas de sol-gel têm um bom efeito antibacteriano nos locais dos pinos. Esta eficácia pode ser comprovada por uma excelente cicatrização e crescimento dos tecidos e pela ausência de indícios de infeção em coelhos que receberam pinos revestidos com sol-gel/triclosan (SGT), ao passo que foi observada uma taxa de infeção elevada e persistente (até 100%) em coelhos implantados com pinos percutâneos não revestidos de controlo na tíbia distal durante 4 semanas. As películas de sol-gel de espessura micrónica apresentaram uma libertação constante de triclosan durante períodos superiores a 8 semanas. Mesmo as suas culturas bacterianas in vitro mostraram que o triclosan libertado das películas causou uma grande redução da população bacteriana.

Constantino et al.[99] demonstraram que o tratamento com farnesol 30mM em pinos de Ti6Al4V parece diminuir a taxa de colonização por Staphylococcus aureus. Os autores avaliaram a atividade bactericida anti-estafilocócica in vivo do farnesol em superfícies de Ti6Al4V. Foi desenvolvido um modelo experimental de infeção em biomateriais através da inoculação de Staphylococcus aureus ATCC 29213 no canal de ambos os fémures de quinze (15) ratos Wistar. Um pino de Ti6Al4V impregnado com 30 mM de farnesol foi inserido no fémur de estudo e um controlo de Ti6Al4V foi inserido no fémur de controlo. A fim de avaliar a eficácia bactericida, foi efectuada uma comparação entre a mediana das unidades formadoras de colónias recuperadas após a inoculação no grupo de estudo e no grupo de controlo para diferentes tempos de eutanásia e tamanho do inóculo. O resultado mostrou que a mediana expressa em contagens Log10 UFC obtida com o pino de titânio farnesol foi de 4,26, e no grupo de controlo foi de 4,86, o que foi estatisticamente significativo (P=.001) ao aplicar o teste t de Student para amostras relacionadas. A redução mediana obtida nos pinos de farnesol em relação ao controlo foi de 74%.

Kose et al., em 2016, referiram que o revestimento de nano pó cerâmico à base de fosfato de cálcio dopado com iões de prata em implantes ortopédicos pode prevenir a colonização bacteriana e a infeção em fracturas abertas, em comparação com os implantes sem qualquer revestimento. Trinta e três (33) coelhos foram incluídos no estudo e divididos em três grupos. No primeiro grupo, sem revestimento, no segundo grupo, com revestimento de hidroxiapatite, e no terceiro grupo, com pregos de titânio revestidos de hidroxiapatite dopada com prata, foram inseridos fémures esquerdos de coelhos a partir da região do joelho, de forma retrógrada. Antes da implantação das unhas, foi injectada no canal intramedular dos animais uma solução de 50pl contendo 10(6)CFU/ml de Staphylococcus aureus resistente à meticilina (MRSA). No final das 10 semanas, os animais foram sacrificados e os bastonetes foram extraídos de forma estéril. Foram efectuadas culturas de esfregaços do canal intramedular. Foram contadas as bactérias presentes nas hastes de titânio. Foram colhidas amostras de fígado, coração, baço, rim e tecidos do sistema nervoso central para determinar os níveis de prata. Foi também efectuada uma avaliação histopatológica do osso que envolve os implantes. Os resultados mostraram que não foram detectadas diferenças significativas entre os grupos no que respeita aos aspectos hematológicos, bioquímicos e toxicológicos. Os resultados microbiológicos mostraram que foi detectado um menor crescimento bacteriano com a utilização de implantes revestidos a cerâmica dopada com prata em comparação com os outros dois grupos (p=0,003). Não foi detectada acumulação de prata. Não foi observada qualquer inflamação celular em redor das próteses revestidas a prata. Não foi registado qualquer efeito tóxico da prata nas células ósseas [100].

Arens et al.[101] na sua abordagem centra-se na criação de modelos pré-clínicos humanos, normalizados e repetíveis de infeção óssea relacionada com implantes após osteossíntese no úmero de coelho. As hastes intramedulares interligadas personalizadas e as placas de bloqueio disponíveis no mercado foram sujeitas a uma avaliação biomecânica em úmeros de coelhos cadavéricos; um estudo de cicatrização in vivo de 10 semanas; um estudo de resposta à dose com Staphylococcus aureus durante 4 semanas; e, finalmente, uma infeção a longo prazo de 10 semanas no modelo de placa. As medidas de resultado incluíram testes biomecânicos, radiografia, histologia, hematologia e bacteriologia quantitativa. Ambos os implantes ofereceram uma estabilidade biomecânica semelhante em ossos de cadáveres e, quando aplicados no estudo in vivo, resultaram numa cicatrização radiográfica e histológica completa e no encerramento da osteotomia no prazo de 10 semanas. Tal como esperado no estudo da infeção, doses bacterianas mais elevadas levaram a um aumento da taxa de infeção. Em ambos os grupos infectados, verificou-se uma ausência completa de encerramento da osteotomia às 4 semanas. A proteína C-reactiva (PCR), o rácio de linfócitos: granulócitos e a perda de peso aumentaram nos animais infectados que receberam unhas IM em comparação com os equivalentes não inoculados, embora isto fosse menos evidente no grupo das placas. No grupo de infeção de 10 semanas, a cicatrização não ocorre nos coelhos com placas. Arens e colegas desenvolveram com sucesso um modelo de coelho que é adequado para estudos futuros, particularmente aqueles que procuram estratégias preventivas para osteomielite pós-traumática relacionada com implantes.

Noutra investigação realizada por Gimeno et al.[102], foi apresentado um novo dispositivo para administração local de antibióticos, com potencial utilização como pino de fixação com eluição de fármacos para aplicações ortopédicas. O implante consiste num reservatório tubular oco de aço inoxidável com o antibiótico desejado. A libertação ocorre através de vários orifícios previamente perfurados na parede do reservatório, um processo que não compromete as propriedades mecânicas necessárias ao implante. Dependendo do antibiótico escolhido e do número de orifícios, o perfil de libertação pode ser adaptado desde uma libertação rápida da carga (cerca de 20 horas) até uma combinação de libertação inicial rápida e uma libertação mais lenta e sustentada durante um período de tempo mais longo (cerca de 200 horas). Obteve-se uma excelente ação bactericida, com reduções de 4 log em apenas 2 horas e erradicação bacteriana total em 8 horas, utilizando implantes de 6 orifícios preenchidos com cefazolina.

No nosso conhecimento, os cuidados padrão e a frequência da limpeza, do duche e dos pensos não são claros, mas existem algumas provas de que a clorexidina pode ser útil para diminuir a colonização do local do pino, a utilização de antibióticos e a dor. Não há também um momento apropriado relatado na literatura para iniciar exatamente os cuidados com o local do pino, alguns dados da literatura estimam que seja de 24 horas a 10 dias após a cirurgia, mas na maioria das vezes o primeiro penso fresco é aplicado no prazo de dois (2) dias após a cirurgia. Na verdade, apesar das inúmeras contribuições de cirurgiões ortopédicos de todo o mundo, a infeção do trato dos pinos é definida, em termos gerais, como os sinais e sintomas de infeção em torno de pinos ou fios que requerem a administração sistemática de um antibiótico, a remoção completa dos implantes ou um desbridamento cirúrgico. Como sabemos, foram propostos inúmeros cuidados para prevenir esta infeção, mas *qual é a bactéria responsável por esta complicação? Qual é o modo de transmissão desta bactéria?*

1.6 Descrição do organismo

Dados da literatura referem que o Staphylococcus Aureus e o Staphylococcus Epidermis são dois agentes patogénicos frequentemente associados à manifestação de infeção do trato urinário[60 >80 >.

103108] .

1.6.1 Staphylococcus Aureus (S.A)

O Staphylococcus aureus é uma bactéria gram-positiva (absorve o corante violeta de cristal utilizado no teste, aparentando depois ser de cor púrpura quando observada através de um microscópio), de forma redonda (esférica ou ovoide), que faz parte das Firmicutes (isto significa que a bactéria pode reduzir-se a si própria durante longos períodos, mesmo séculos, e pode sobreviver sem nutrientes. Estas bactérias são resistentes à radiação ultravioleta, à dessecação, a temperaturas elevadas, ao congelamento extremo e a desinfectantes químicos) e encontram-se frequentemente no nariz humano, no trato respiratório e na pele. Esta bactéria é frequentemente positiva para a catalase (uma enzima comum encontrada em quase todos os organismos vivos expostos ao oxigénio e que pode proteger a célula dos danos oxidativos provocados por espécies reactivas de oxigénio) e para a redução de nitratos e é um anaeróbio facultativo (é um organismo que faz uma transferência de energia intracelular por respiração aeróbia se o oxigénio estiver presente, mas é capaz de mudar para a fermentação ou respiração anaeróbia se o oxigénio estiver ausente) que pode crescer sem a necessidade de oxigénio[io9] . Embora o Staphylococcus aureus nem sempre seja patogénico, é uma causa comum de infecções cutâneas, como um abcesso cutâneo, infecções respiratórias, como a sinusite, e intoxicação alimentar. Estas estirpes patogénicas promovem frequentemente infecções através da produção de factores de virulência, como toxinas proteicas potentes, e da expressão de proteínas da superfície celular que se ligam e inactivam os anticorpos. O aumento de estirpes de Staphylococcus aureus (S.A) resistentes aos antibióticos, como o S. aureus resistente à meticilina (MRSA), é uma constatação mundial que exige uma solução em contexto clínico. Não foi aprovada nenhuma vacina contra o Staphylococcus aureus.

O Staphylococcus foi descoberto pela primeira vez em 1880 em Aberdeen, Escócia (Europa), pelo cirurgião Sir Alexander Ogston (19 de abril de 1844-1 de fevereiro de 1929) no pus de um abcesso cirúrgico numa articulação do joelho[110] . O Staphylococcus aureus foi posteriormente alterado por um médico e microbiologista alemão Friedrich Julius Rosenbach, também conhecido como Anton Julius Friedrich Rosenbach (16 de dezembro de 1842-6 de dezembro de 1923), que foi creditado pelo sistema oficial de nomenclatura da altura. Dados da literatura estimam que 20% da população humana são portadores a longo prazo de S. Aureus[111] que pode ser encontrado como parte da flora normal da pele, nas narinas ı[111,112] ! O Staphylococcus aureus é capaz de causar uma série de doenças, desde infecções cutâneas menores, como acne, impetigo, celulite, foliculite, carbúnculos, síndrome da pele escaldada e abcessos, até doenças potencialmente fatais, como pneumonia, meningite, osteomielite, endocardite, síndrome do choque tóxico, bacteremia e sépsis. O

Staphylococcus aureus continua a ser reconhecido como uma das cinco causas mais comuns de infecções adquiridas em hospitais e é frequentemente a causa de infecções de feridas após cirurgia. Todos os anos, cerca de 500 000 doentes nos hospitais dos Estados Unidos contraem uma infeção estafilocócica por S. Aureus[113] . Embora a pele e as membranas mucosas humanas constituam excelentes barreiras contra a invasão local dos tecidos pelo Staphylococcus aureus, se qualquer uma delas for violada devido a traumatismo ou cirurgia, o Staphylococcus aureus pode penetrar no tecido subjacente, criando a sua lesão de abcesso local caraterística[114] . O estudo realizado por Howard et al.[115] concluiu que 81% das suas infecções eram causadas por S. aureus, e 61% destas bactérias eram S. aureus resistentes à meticilina (MRSA). Como se sabe, os MRSA são resistentes aos antibióticos P-lactâmicos (oxacilina, penicilina e amoxicilina), incluindo as cefalosporinas de terceira geração, a estreptomicina, a tetraciclina e as sulfonamidas; na maior parte dos casos, mesmo quando expostos à vancomicina e a outros antibióticos glicopeptídicos, certas estirpes de MRSA tornam-se menos susceptíveis a estes antibióticos[116,117! . Na maioria dos casos, a resistência aos antibióticos é codificada por genes transportados em plasmídeos, o que explica a rápida disseminação de bactérias resistentes[118] . Berger-Bachi et al. e Vaudaux et al. referiram que, quando o S. aureus se fixa a uma superfície, as células hospedeiras são incapazes de o desalojar[119 f O Staphylococcus aureus possui uma variedade de mecanismos de adesão, incluindo componentes da superfície microbiana que reconhecem moléculas da matriz adesiva (MSCRAMMs - proteínas de ligação à fibronectina, proteínas de ligação ao fator de aglutinação, proteína de ligação ao colagénio) que facilitam a sua adesão aos biomateriais e às proteínas da MEC depositadas na superfície do biomaterial[120 f Outro estudo realizado por Gross et al. [121] Recentemente, a adesina intercelular polissacárida (PIA) foi encontrada em muitas estirpes de S. aureus[122] , e é necessária para a formação de biofilmes e para a adesão bactéria-bactéria. Esta adesão é responsável pela produção da matriz extracelular de polissacáridos que constitui o biofilme[122] . Sabe-se também que, uma vez formado um biofilme, as bactérias no seu interior estão protegidas da fagocitose e dos antibióticos[123] , e um modelo de bacteriemia em ratos revelou que o biofilme reforçava os factores de virulência do S. aureus, como a toxina a[124,125] . A a-toxina é uma toxina hemolítica segregada que hemolisa o sangue e provoca a formação de poros nas membranas das células hospedeiras, como os macrófagos, o que estimula a morte celular[115,126] . Recentemente, também se demonstrou que desempenha um papel integral na formação de biofilmes[124] e no estabelecimento de uma infeção para a sobrevivência da bactéria e depende dos factores de virulência que a bactéria desenvolveu para escapar ao sistema de defesa do hospedeiro. As infecções causadas por S. aureus tendem a ser agudas e difíceis de tratar devido à sua capacidade de produzir toxinas extracelulares (a-, P-, y-, 6-Haemolisina e leucocidina Panton-Valentine, enterotoxina A-E), proteases extracelulares (metaloprotease, serina proteases V8 (SspA)) e toxinas esfoliativas A e B[126] . À luz da literatura, sabe-se que a cor dourada de S. aureus, que é devida a pigmentos carotenóides, foi recentemente relatada como tendo um papel importante na virulência de S. aureus. É na linha do trabalho realizado por Liu et al.[127] que demonstrou que a interrupção da biossíntese de carotenóides de S. aureus tornava a bactéria sistematicamente menos patogénica e mais suscetível aos neutrófilos, o que poderia ser um novo alvo para a terapia antibiótica. Para outros investigadores, a persistência de uma infeção pode dever-se à presença de pequenas variantes de colónias (SCV) de S. aureus[128,12 9]. As SCV são subpopulações de S. aureus que crescem lentamente em placas de ágar normais e produzem colónias pequenas, não pigmentadas e não hemolíticas[130] . As SCV são capazes de sobreviver no interior das células hospedeiras devido à sua menor produção de a-toxinas, o que as protege da exposição a antibióticos[131,132] . Devido ao seu metabolismo lento, os SCV tendem a ser mais resistentes aos antibióticos[133] . Proctor et al.[133] admitiram que o S. aureus normal apresenta uma diminuição moderada da suscetibilidade aos antibióticos quando aderido a uma superfície, ao passo que os SCV aderentes demonstraram uma resistência quase completa aos antibióticos testados (oxacilina, vancomicina e fleroxacina). Estas subpopulações de S. aureus podem, por conseguinte, ser a principal causa de infecções persistentes e difíceis de gerir associadas à osteossíntese.

1.6.2 Staphylococcus Epidermis

O Staphylococcus epidermidis é uma bactéria Gram-positiva e é uma das mais de 40 espécies pertencentes ao género Staphylococcus[134] . Friedrich Julius Rosenbach distinguiu o S. epidermidis do S. aureus em 1884, nomeando inicialmente o Staphylococcus epidermidis como Stahylococcus albus. Depois escolheu aureus e albus porque as bactérias formavam colónias amarelas e brancas, respetivamente. Esta bactéria faz parte da flora humana normal, normalmente da flora da pele e, menos frequentemente, da flora das mucosas[135 f Embora o S. epidermidis não seja normalmente patogénico, sabe-se que os doentes com sistemas imunitários comprometidos correm o risco de desenvolver infecções. Estas infecções são geralmente adquiridas no hospital e verificou-se que são mais resistentes aos antibióticos do que o S. Aureus[136] . O Staphylo-coccus epidermidis é particularmente preocupante para os doentes com cateteres ou outros implantes cirúrgicos, uma vez que é conhecido pela sua capacidade de formar biofilmes que crescem nestes dispositivos[137] . Fazendo parte da flora normal da pele, o S. epidermidis é um contaminante frequente das amostras enviadas para o laboratório de diagnóstico[138 1.

A capacidade de formar biofilmes em dispositivos de plástico é um importante fator de virulência para S. epidermidis. Uma causa provável são as proteínas de superfície que se ligam ao sangue e às proteínas da matriz extracelular. Produz um material extracelular conhecido como adesina intercelular polissacárida (PIA), que é constituída por polissacáridos sulfatados. Permite também que outras bactérias se liguem ao biofilme já existente, criando um biofilme de várias camadas. Estes biofilmes diminuem a atividade metabólica das bactérias que os constituem. Esta diminuição do metabolismo, em combinação com uma difusão prejudicada dos antibióticos, dificulta a eliminação eficaz deste tipo de infeção pelos antibióticos[137 1. As estirpes de Staphylococcus epidermidis são frequentemente resistentes a antibióticos, como a penicilina, a amoxicilina e a meticilina. Os organismos resistentes encontram-se mais frequentemente no intestino, mas os organismos que vivem livremente na pele também podem tornar-se resistentes devido à exposição rotineira a antibióticos segregados no suor.

Como já foi referido, o Staphylococcus epidermidis provoca o crescimento de biofilmes em dispositivos de plástico colocados no corpo[139] . Este mecanismo ocorre mais frequentemente em cateteres intravenosos e em próteses médicas[140] . Sabe-se ainda que a infeção também pode ocorrer em doentes em diálise ou em qualquer pessoa com um dispositivo de plástico implantado que possa ter sido contaminado. A bactéria causa endocardite, mais frequentemente em doentes com válvulas cardíacas defeituosas. Nalguns outros casos, pode ocorrer sépsis em doentes hospitalizados. A utilização de antibióticos é largamente ineficaz na eliminação de biofilmes. O tratamento mais comum para estas infecções é a remoção ou substituição do implante infetado, embora em todos os casos a prevenção seja o ideal. O medicamento de eleição é frequentemente a vancomicina, à qual se pode juntar a rifampicina ou um aminoglicosídeo. Até a lavagem das mãos tem demonstrado reduzir a propagação da infeção.

Recentemente, Hussain et al.[141] descreveram que os ácidos teicóicos encontrados na parede celular de S. epidermidis estavam envolvidos na sua adesão inicial a superfícies revestidas de fibronectina, o que sugere que os ácidos teicóicos estão envolvidos nas fases iniciais da patogénese de S. epidermidis. Outra caraterística principal do S. epidermidis que explica a sua eficácia na adesão à pele é a sua capacidade de produzir lantibióticos[142] . Os lantibióticos são uma classe de antibióticos peptídicos que contêm os aminoácidos policíclicos característicos do tioéter, a lantionina, bem como os aminoácidos insaturados dehidroalanina e ácido 2-aminoisobutírico. A lantionina é composta por dois resíduos de alanina que são reticulados nos seus átomos de carbono P por uma ligação de tioéter (monossulfureto). Os lantibióticos são produzidos por um grande número de bactérias Gram-positivas, como Streptococcus e Strep-tomyces, para atacar outras bactérias Gram-positivas e, como tal, são considerados um membro das bacteriocinas. As bacteriocinas são classificadas de acordo com o grau de modificação pós-traducional. Os lantibióticos são uma classe de bacteriocinas mais extensivamente modificadas, também chamadas bacteriocinas de classe I. (As bacteriocinas para as quais as ligações dissulfureto são a única modificação do péptido são bacteriocinas de classe II). Os lantibióticos são bem estudados devido à utilização comercial destas bactérias na indústria alimentar para o fabrico de produtos lácteos como o queijo[143]. A produção de lantibióticos por S. epidermidis pode estar envolvida na sua interferência na pele e nas membranas mucosas, excluindo bactérias concorrentes que são sensíveis às actividades dos lantibióticos. A S. epidermidis também segrega ácido poli-y-DL-glutâmico (PGA), que foi identificado como estando envolvido na facilitação do seu crescimento e sobrevivência no hospedeiro humano. O PGA também protege S. epidermidis da alta concentração de sal encontrada na pele humana [144]. Tanto os lantibióticos como o PGA representam possíveis alvos para terapias contra S. epidermidis e outras infecções por estafilococos coagulase-negativos (CoNS)[143,144].

As infecções associadas a pinos são regularmente tratadas por desbridamento cirúrgico e antibióticos profilácticos, mas, por outro lado, a toxicidade sistémica e a fraca penetração nos tecidos necessários diminuem a eficácia do tratamento sistémico[145]. A utilização de antibióticos locais como complemento do tratamento sistémico pode ser eficaz na redução das infecções[146,147]. Tem havido interesse em revestir os implantes de osteossíntese, como o aço inoxidável, o titânio ou a liga de titânio, com uma fina camada de polímero biocompatível e biodegradável carregado de antibióticos, como acima referido. Sabe-se que a ideologia subjacente é o facto de o antibiótico ser lentamente eluído localmente em alta concentração a partir do revestimento de polímero à medida que este se degrada. Com isto em mente, foram referidos vários antibióticos, como a gentamicina[148-150], a ciprofloxacina[151] e a vancomicina[146], no entanto, a prioridade mais importante de todos estes antibióticos é o desenvolvimento de bactérias resistentes[152], o que é mais provável se for utilizada uma combinação de antibióticos[153]. Para evitar o implante de bactérias, a quantidade de antibiótico eluído tem de permanecer acima do valor da concentração inibitória mínima (CIM) do antibiótico selecionado durante o tempo em que o implante está no corpo.

Resumidamente, à luz da literatura, o fator mais importante que pode ajudar os cirurgiões a lutar contra a infeção por Staphylococcus aureus ou pela epiderme é o desenvolvimento de superfícies ou revestimentos biocompatíveis que permitam a adesão e proliferação de células de fibroblastos e osteoblastos, conduzindo à integração e vascularização de tecidos moles e duros, ao mesmo tempo que impedem a adesão bacteriana. A superfície do implante coberta de tecido confronta então as bactérias com uma camada de tecido viável integrada com um mecanismo de defesa funcional do hospedeiro e pode, por conseguinte, ser a solução mais vantajosa de que dispomos até à data para vencer a adesão bacteriana em torno dos implantes.

CAPÍTULO 2

2. OBJECTIVOS

O principal objetivo deste estudo foi avaliar a eficácia dos implantes de revestimento de zinco com carboximetilquitosano na prevenção de infecções do trato dos pinos na fixação externa ortopédica, utilizando um modelo de coelho.

2.1 Carboximetilquitosano: Definições, aplicações e características

O carboximetilquitosano ou carboximetilquitina é um derivado do quitosano. Nos últimos anos, foi considerado o mais investigado devido à sua solubilidade em água numa gama de pH neutro. A molécula contém grupos activos hidroxilo (-OH), carboxilo (-COOH) e amina (-NH2). Nas últimas décadas, o carboximetilquitosano surgiu como um candidato promissor para várias aplicações no domínio da cosmética[154], biomedicina e farmacêutica[9], tratamento de águas, agricultura e indústria alimentar[155]. Tal deve-se à sua maior capacidade de melhorar a propriedade antibacteriana[9,10], a biocompatibilidade[11] e a segurança para os seres humanos[156 f Para além da sua estabilidade e carácter antibacteriano, da redução dos lípidos (agente anti-hiperlipidémico), da prevenção e do tratamento da aterosclerose, o carboximetilquitosano está destinado a desempenhar um papel importante na vida quotidiana dos seres humanos no futuro.

A história dos compostos de quitina e quitosano remonta ao próprio século XVIII, ou seja, em 1811, o Professor Henri Braconnot isolou substâncias fibrosas de cogumelos e verificou que eram insolúveis numa solução aquosa ácida.

Uma década mais tarde, em 1823, Ojer chamou-lhe "quitina", do grego "khiton", que significa "envelope", presente em certos insectos. Em 1894, Hope Seyle deu-lhe o nome de "quitosano". Entre 1930 e 1940, este biopolímero da glucosamina ganhou grande interesse no domínio da medicina[157]. A quitina é o segundo polissacárido de origem animal mais rico que se encontra na natureza e caracteriza-se pela sua estrutura fibrosa. É o constituinte mais importante dos exosqueletos de crustáceos e insectos, bem como das paredes celulares de algumas bactérias e fungos. As principais origens industriais da quitina são os resíduos de conchas de camarões, lagostas e caranguejos. A quitina é frequentemente considerada como um derivado da celulose.

Tal como a celulose, é também um polissacárido não ramificado à base de glucose; a diferença é que na quitina, em vez do grupo hidroxilo, existe um grupo acetamido na posição C-2[158]. O quitosano, um dos principais derivados da quitina, é um polímero linear de 2-amino-2-deoxi p -D-glucopiranose ligado a P-1,4. O quitosano tem muitas vantagens em relação à quitina. As principais vantagens do quitosano são o facto de ser facilmente solúvel em ácido acético diluído, enquanto a quitina se dissolve em solventes altamente tóxicos, como o cloreto de lítio e a dimetilacetamida[159] . O quitosano despertou a curiosidade dos investigadores não só devido às suas várias propriedades, mas também devido às suas aplicações biológicas únicas, tais como antimicrobiana, hipocolesterolémica, antitumoral, anti-inflamatória, antioxidante, inibição da enzima de conversão da angiotensina I (ECA), exclusão de toxinas dos intestinos, redução do envenenamento por metais pesados em seres humanos, propriedades hemostáticas mucoadesivas, analgésicas, radioprotectoras, prevenção de cáries e doenças dentárias e actividades de reforço da imunidade[160] . Os dados da literatura mostram algumas provas do efeito do quitosano na redução do colesterol e do peso corporal, mas é pouco provável que o efeito seja de importância clínica. Em certa medida, o quitosano é utilizado em situações de emergência para controlar hemorragias.

As contra-indicações não estão bem estabelecidas e não existem informações sobre a segurança e a eficácia na gravidez e na lactação. Neste estudo, o carboximetilquitosano associado ao zinco foi revestido num implante com o objetivo de inibir o biofilme em torno do local do pino. Dados da literatura demonstraram que o ião zinco pode induzir a agregação plaquetária e tem um certo papel na trombose e hemostase[162 f Os iões de zinco foram agentes antimicrobianos eficazes contra S.aureus[163] .

CAPÍTULO 3

3. MATERIAIS E MÉTODOS

3.1 Animais

Vinte e quatro (24) coelhos brancos new-zelande, machos, adultos e saudáveis, pesando 2,5-3 kg, com uma idade entre quatro (4) e oito (8) meses, foram adquiridos ao Centro de Animais de Laboratório da Southern Medical University. Foram seguidas todas as directrizes internacionais, nacionais e/ou institucionais aplicáveis aos cuidados e à utilização de animais. O protocolo experimental foi aprovado pelo Comité de Ética da Southern Medical University (Nanfang Hospital), sob o número de candidatura NFYY-2016-37, com dez (10) itens, a saberl) este protocolo não duplica experimento anterior 2) modelos não animais não podem ser usados para substituir o experimento animal 3) as espécies selecionadas são as mais apropriadas para este protocolo 4) o número de animais a serem utilizados é o número mínimo necessário para obter um resultado válido 5) o design é razoável e o método é apropriado para este protocolo 6) o design deste protocolo está de acordo com o princípio de cuidar de animais 7) os pesquisadores neste protocolo são qualificados para fazer este experimento animal 8) usando substância perigosa, como (substância infecciosa, substância radioactiva ou material de recombinação genética) deve ser autorizada pelos serviços competentes e a prevenção é suficiente 9) o plano para tratar o animal no final da experiência é adequado 10) o plano para eliminar a carcaça, os espécimes e os resíduos é adequado.

Todos os coelhos foram alojados individualmente em condições constantes a uma temperatura de 20 a 25° C, com humidade relativa, um ciclo de 12 horas de luz-escuridão e acesso livre a água e alimentos adlibitum durante duas (2) semanas antes da cirurgia, para se adaptarem ao ambiente e ganharem mais peso. Antes da cirurgia, os coelhos foram observados três (3) vezes por semana para garantir que não havia falta de água ou de comida, nem perda de apetite, nem presença de febre ou diarreia. Após a cirurgia, todos os coelhos foram inspeccionados todos os dias, exceto ao fim de semana (sábado e domingo), porque o biotério está infelizmente fechado. A observação centrou-se na inspeção do apetite, do calor, da dor, dos sinais de infeção, tais como vermelhidão, inchaço, infiltração ou exsudação à volta dos pinos, pus e afrouxamento dos pinos. Verificámos cuidadosamente as suturas para nos certificarmos de que os animais não as estavam a mastigar e verificámos se a produção fecal tinha parado. O peso corporal foi medido em todos os animais à chegada, no dia da cirurgia, duas (2) e quatro (4) semanas após a cirurgia.

3.2 Crescimento das bactérias

O staphylococcus aureus foi preparado através de uma cultura nocturna em caldo Luria-Bertani (LB). A concentração de bactérias foi ajustada a uma ODeoonm de cerca de 0,5, correspondente a 10^8 CFU/ml por um leitor de microplacas (SpectraMax M5, Molecular Devices, EUA). A concentração de S.aureus no inóculo e na suspensão OD foi confirmada pela quantificação da unidade formadora de colónias (UFC) de suspensões diluídas em série em ágar. A suspensão bacteriana foi então diluída 100 vezes para 10^6 CFU/ml. Após obter uma concentração de $1x10^6$ UFC/ml de solução bacteriana, um implante foi então colocado num tubo de centrifugação de 15 ml e incubado durante 6 minutos antes da cirurgia.

3.3 Imobilização do complexo carboximetilquitosano-zinco em pinos de aço inoxidável

Os pinos de aço inoxidável foram polidos com lixa de grão 1500 e, em seguida, limpos por ultra-sons durante 10 minutos em acetona, etanol e água desionizada. As amostras limpas foram activadas por imersão numa solução de piranha (H2SO4:H2O2 = 3:1, v:v) durante quinze (15) minutos para produzir uma superfície enriquecida com hidroxilo (SSP-OH) e, em seguida, enxaguadas cuidadosamente com água desionizada seguida de secagem com argon. As amostras foram ainda tratadas com 2 % (v/v) de 3-aminopropil-trietoxisilano (APTES) em etanol durante 24 horas à temperatura ambiente para obter uma superfície funcionalizada com amina (SSP-NH2). Depois de enxaguadas com etanol e água desionizada, as amostras de SSP-NH2 foram imersas numa solução aquosa de glutaraldeído a 2% (v/v) durante 24 horas à temperatura ambiente e depois enxaguadas com água desionizada para obter uma superfície funcionalizada com aldeído (SSP-CHO). Para enxertar o carboximetilquitosano (CMC) na superfície, as amostras de SSP-CHO foram imersas numa solução aquosa de CMC a 2% (p/v) durante 24 horas à temperatura ambiente e depois enxaguadas com água desionizada para obter uma superfície de SSP enxertada com CMC (SSP-CMC). Por fim, a SSP-CMC-Zn foi preparada através da imersão das amostras de SSP-CMC numa solução de ZnCl2 0,1 mol/L durante 10 horas a 60 °C, depois enxaguadas cuidadosamente com água desionizada, seguida de secagem a vácuo. O processo de imobilização de CMC-Zn em pinos de aço inoxidável foi mostrado no Esquema.

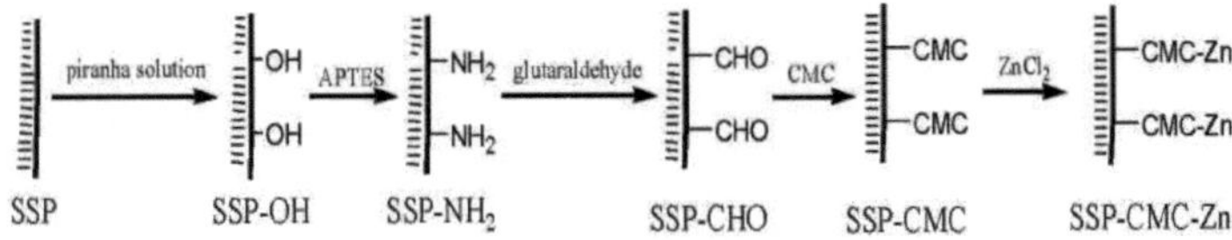

Esquema 1: imobilização do zinco do carboximetilquitosano

3.4 Conceção experimental e procedimento cirúrgico

Todos os vinte e quatro coelhos foram divididos aleatoriamente em dois (2) grupos: grupo revestido a zinco de carboximetilquitosano, doze (12) coelhos, e grupo não revestido, doze (12) coelhos. Todos os nossos instrumentos cirúrgicos, tais como retractor, escápula, tesoura cirúrgica, tesoura de sutura, forcep, cabo de faca cirúrgica, broca de 1,5 mm, chave de parafusos manual e pinos de aço inoxidável sem revestimento foram esterilizados sob uma desinfeção a vapor de alta pressão, os pinos revestidos foram colocados numa solução de álcool a 75% durante 1 hora antes da cirurgia. Além disso, foi utilizada uma sutura cirúrgica não absorvível 4-0, iodopovidona, solução de cloridrato de xilasina, solução de pentobarbital, solução de álcool a 75%, uma compressa de gaze estéril, lâminas de barbear cirúrgicas número 9-11, campo cirúrgico estéril, tubo de centrifugação de 15 ml, tubo de centrifugação de 50 ml, solução de formaldeído, estirpe de Staphylococcus aureus $1x10^6$ CFU/ml, luvas estéreis, pó de benzilpenicilina 0.48g, seringa de 1 ml, seringa de 2 ml, seringa de 5 ml, 100 ml de solução salina e um berbequim elétrico, estava completamente pronta para o processamento seguinte. No dia da cirurgia, a sala de operações dos animais foi desinfectada com luz ultravioleta durante trinta (30) minutos antes da cirurgia. Após a desinfeção com luz ultravioleta e com o uso de máscara e luvas, os coelhos foram anestesiados com a combinação de uma injeção intramuscular de pentobarbital sódico a 3% (1 ml/kg) e uma injeção intramuscular de cloridrato de xilasina (0,1 ml/kg) (ambos os fármacos anestésicos foram fornecidos pelo Centro de Animais de Laboratório da Southern Medical University). Após a anestesia, os pêlos dos coelhos foram cuidadosamente removidos e, em seguida, descalçámos as luvas iniciais para lavar as mãos de acordo com as seis (6) etapas da técnica de lavagem das mãos, nomeadamente 1) palma com palma; 2) palma direita sobre o dorso esquerdo e palma esquerda sobre o dorso direito; 3) palma com palma, dedos entrelaçados, não menos de 20 segundos; 4) bochecho dos dedos nas palmas das mãos opostas com os dedos entrelaçados, enxaguando os pulsos e deixando a água escorrer das pontas dos dedos; 5) fricção rotativa do polegar direito na mão esquerda e vice-versa e 6) fricção rotativa, para trás e para a frente, com os dedos da mão direita na palma da mão esquerda e vice-versa, com água morna. Ao lavar as mãos para a cirurgia, a água fria não é tão eficaz e a água quente deve ser evitada porque seca a pele. Depois de lavar as mãos e de as secar com uma gaze esterilizada, um assistente serviu-nos uma bata cirúrgica esterilizada, que vestimos bem, calçámos luvas cirúrgicas esterilizadas (tamanhos 7,5 e 8) e começámos a desinfetar o membro posterior direito com uma solução de iodopovidona. Após a desinfeção, o membro direito do coelho foi raspado. De seguida, com uma lâmina de barbear cirúrgica esterilizada n.º 9, fez-se uma incisão na face lateral da tíbia proximal, com cerca de 2,5-3 cm, desde que o membro do animal estivesse posicionado em extensão completa.

Após a exposição do osso do animal (tíbia), foi preparado um leito de implante 2,5 cm proximal à articulação do tornozelo. Foi perfurado um canal cilíndrico através do canal medular lateral e do córtex medial. Foram utilizados três passos para perfurar o osso: em primeiro lugar, utilizámos uma broca redonda de 1,8 mm de diâmetro para perfurar o córtex medial e o canal medular da tíbia; em segundo lugar, foi utilizada uma broca de 2,0 mm para alargar cuidadosamente o córtex medial e a medula da tíbia. Por fim, utilizámos uma broca eléctrica (FIXA Hammer drill, Inter IKEA System B.V.1999) com uma broca de 1,8 mm para perfurar lentamente as tíbias do córtex lateral para o córtex medial, seguida de uma irrigação externa com solução salina. Após uma perfuração bem-sucedida a baixa velocidade, o implante (aço inoxidável, HA Φ 2,0x50, Zhangjia Fuakang Medical Apparatus & Intruments CO.,LTD) foi então inserido suavemente utilizando uma chave de parafusos manual especialmente concebida I'lLOmm, Zhangjia Fuakang Medical Apparatus&Intruments CO.,LTD) para aparafusar firmemente. Antes da inserção, todos os implantes foram colonizados com staphylococcus aureus (estirpe bacteriana ATCC 25923) incubando-os numa solução de $1x10^6$ CFU/ml durante seis (6) minutos, com base nos métodos utilizados por Makinen et al.[151] . Esta concentração resultou de uma experiência-piloto, na qual se demonstrou que esta concentração produzia infeção de forma fiável sem produzir sépsis geral e, por conseguinte, sem pôr em risco a vida do animal. No final da colocação, o implante sobressaiu cerca de 6-7 mm acima da pele do coelho. Em seguida, regámos a ferida pela última vez com soro fisiológico, fechámos a incisão camada por camada utilizando uma sutura cirúrgica não absorvível (vicryl 4-O) da seguinte forma: o músculo, o tecido sub-cutâneo e a pele. Por fim, utilizou-se uma compressa de gaze para limpar cuidadosamente o sangue nas zonas cirúrgicas. Após a cirurgia, cada coelho foi deixado a recuperar e regressou à sua gaiola individual. Todos os coelhos foram monitorizados diariamente durante todo o período pós-cirúrgico até exibirem deambulação e função sem restrições. Os locais cirúrgicos foram avaliados diariamente e palpados para detetar calor, dor e sinais de infeção.

Os cuidados pós-operatórios foram efectuados através de uma injeção intramuscular de solução injetável de benzilpenicilina (Kang kaiyue pharmaceutical CO.,LTD). A injeção de benzilpenicilina em pó (O,48 g) foi preparada da seguinte forma: em primeiro lugar, retirámos dois (2) ml de cloreto de sódio com uma seringa de 2 ml e injectámo-lo nos frascos de benzilpenicilina com o objetivo de diluir ambas as soluções. Depois de misturar a solução, retirámos 1 ml de benzilpenicilina diluída com uma seringa de 1 ml, seguindo-se uma injeção intramuscular por coelho (1 ml/coelho). Todos os coelhos receberam l ml durante a cirurgia, depois l ml diariamente durante dois dias após a cirurgia com a mesma preparação de benzilpenicilina acima referida (2O.OOOUI/Kg). Não foi utilizada qualquer técnica de pensos neste estudo.

O aspeto morfológico grosseiro foi registado com uma câmara digital (Canon EOS 7OD, Japão) e um Ipad Apple FD369ZP/A, EUA, duas (2) e quatro (4) semanas após a cirurgia. Em cada momento (2 e 4 semanas), os coelhos foram mortos com uma overdose de solução de pentobarbital sódico. Em seguida, foram efectuadas radiografias de cada tíbia com um implante, duas (2) e quatro (4) semanas após a cirurgia. Os coelhos foram sedados com uma injeção intramuscular de pentobarbital (O,5 ml/kg) e solução injetável de xilasina (O,1 ml/kg). Obteve-se uma vista lateral e uma vista craniana caudal de cada tíbia. Foi efectuada uma microtomografia computorizada, uma observação transversal da tíbia direita e dos tecidos moles e duros em redor do implante.

3.5 Classificação da infeção do trato do pino e secção transversal do osso do coelho por inspeção visual

As infecções do trato do alfinete foram avaliadas no presente estudo segundo a classificação de Checketts Otterburn. Geralmente dividida em duas fases de gravidade: infeção ligeira (3 graus) e infeção grave (3 graus). Infeção ligeira: o grau 1 representa uma ligeira vermelhidão e pouco corrimento; o grau 2 representa vermelhidão da pele, corrimento, dor e sensibilidade nos tecidos moles; o grau 3 representa o grau 2, mas sem melhoria com antibióticos orais. Infeção grave: grau1 representa uma infeção grave dos tecidos moles envolvendo vários pinos, por vezes com afrouxamento associado do pino; grau5 representa grau2 mas alterações radiográficas; grau6 representa infeção após remoção do fixador. Inicialmente, as cabeças de tração dos pinos são quebradas, mas depois desprendem-se e são libertadas em intervalos. As radiografias mostram nova formação óssea e, por vezes, sequestro. A avaliação da infeção do trato do pino foi realizada por um médico que não tinha conhecimento da identificação do grupo.

Quatro (d) semanas após a cirurgia, antes de se proceder à análise histológica, as tíbias dos coelhos foram retiradas do tubo de centrifugação, seccionadas com cerca de 0,5 cm e registadas com uma câmara digital, com o objetivo principal de avaliar a matriz óssea e o canal medular (medula óssea). Resumidamente, a cavidade medular ou medula é a cavidade central das hastes ósseas onde se encontra armazenada a medula óssea vermelha e/ou a medula óssea amarela (tecido adiposo); por isso, a cavidade medular é também conhecida como cavidade da medula. Localizada no eixo principal de um osso longo (diáfise) (constituído maioritariamente por osso compacto), a cavidade medular tem paredes compostas por osso esponjoso (osso esponjoso) e é revestida por uma fina membrana vascular (endósteo). No entanto, a cavidade medular é a zona do interior de qualquer osso (longo, plano, etc.) que contém a medula óssea. Esta zona está envolvida na formação dos glóbulos vermelhos e dos glóbulos brancos, bem como do cálcio.

3.6 Radiografia e microtomografia computorizada (pCT)

A análise radiográfica é um exame indispensável ou inevitável em cirurgia ortopédica e traumatologia. Depois de sedados os coelhos com uma injeção intramuscular de pentobarbital sódico a 3% (0,5 ml/kg) e uma injeção intramuscular de hidrocoreto de xilasina (0,1 ml/kg), os animais foram cuidadosamente transportados para a unidade de imagiologia radiográfica do Hospital Nanfang para se proceder à investigação. Foi utilizada uma unidade de raios X padrão (Philips, Holanda). As radiografias da tíbia direita foram obtidas em todos os coelhos antes de acordarem da anestesia (uma vez que a dose do fármaco anestésico era demasiado pequena), após o que os animais foram novamente enviados para a sua gaiola individual. A avaliação foi efectuada utilizando a classificação das alterações radiológicas do implante apresentada por kraft et al.[164] no seu estudo. O parâmetro radiográfico foi pontuado de 0 a 2, conforme abaixo: A pontuação 0 corresponde à ausência de formação de osso sequestral, formação de osso novo periosteal, calcificação dos tecidos moles, inchaço dos tecidos moles e nenhuma destruição do osso, afrouxamento do parafuso, reação peri-implantar; A pontuação 0.5 corresponde à formação equívoca de osso novo periosteal, calcificação dos tecidos moles, inchaço dos tecidos moles e destruição ligeira do osso, afrouxamento do parafuso, reação peri-implantar com apenas uma área envolvida; pontuação 1 corresponde à presença de osso sequestral, osso novo periosteal, calcificação dos tecidos moles, inchaço dos tecidos moles e destruição moderada do osso, afrouxamento do parafuso, reação peri-implantar com apenas uma área envolvida e pontuação 2 corresponde à destruição grave do osso, afrouxamento do parafuso, reação peri-implantar com múltiplas áreas envolvidas. A pontuação de cada coelho foi analisada por dois radiologistas cegos.

A análise por microtomografia computorizada (pCT SKYSCAN 1176, Bélgica) foi efectuada quatro (4) semanas após a cirurgia em ambos os grupos para confirmar o sinal de infeção no trato do pino e no orifício do implante. Antes da avaliação, cada espécime foi fixado num tubo de centrifugação de 50 ml contendo solução de cloreto de sódio durante vinte e quatro (24) horas. No dia da avaliação, as amostras foram primeiro retiradas do tubo de centrifugação, lavadas com água fria, enroladas com uma toalha de papel limpa e, em seguida, colocadas novamente no tubo de centrifugação. As amostras foram colocadas dentro de um tubo de espuma de poliestireno com 6 cm de largura para ajudar, por exemplo, a segurar o membro de um animal. Em seguida, abrimos a porta da câmara do scanner para montar finalmente os nossos espécimes para digitalização com uma resolução de 18 microns de píxeis. As imagens da secção transversal do osso da tíbia proximal direita são apresentadas na Figura 3.

Aplicam-se os princípios importantes de todos os exames de micro-CT: (i) a amostra deve ser mantida o mais próximo possível do eixo central de rotação do exame (o eixo dos leitos cilíndricos) e (ii) a amostra deve ser mantida de forma segura para evitar movimentos ou deslizamentos durante o exame. Este último não inclui os movimentos respiratórios que não podem ser evitados e que são tratados através do exame sincronizado descrito noutros manuais e documentos. O SkyScan 1176 é um scanner de micro-CT in vivo de elevado desempenho para investigação pré-clínica. A câmara de raios X de grande formato de 11 megapixéis proporciona uma combinação inigualável de resolução, tamanho do campo de imagem e velocidade de digitalização, tudo o que é necessário num laboratório de investigação biomédica movimentado e exigente. A largura do campo de imagem até 68 mm permite o varrimento de corpo inteiro de ratos e ratazanas e o varrimento de membros distais de animais de grande porte, como coelhos, com tamanhos de píxeis de 9, 18 e 35pm. A tensão variável aplicada aos raios X e os filtros proporcionam flexibilidade de varrimento para permitir a obtenção de imagens de uma vasta gama de amostras, desde tecido pulmonar a osso com implantes de titânio. Estão disponíveis camas para animais, para ratos e ratazanas, feitas de fibra de carbono ou espuma de poliestireno. Um subsistema integrado de monitorização fisiológica permite a regulação da respiração e dos batimentos cardíacos para uma melhoria comprovada da imagem torácica através da aquisição sincronizada.

3.7 Avaliação histológica

A análise histológica foi efectuada em condições assépticas. No dia da cirurgia, a sala de operações dos coelhos foi desinfectada com luz ultravioleta durante trinta (30) minutos antes da cirurgia. Utilizou-se uma overdose de pentobarbital a 3% (20-50ml/Kg) com injeção rápida para matar os animais, mas em algumas circunstâncias em que os coelhos não podem ser completamente eutanasiados, aplicou-se a técnica de anestesia por embolia aérea (a embolia aérea é uma quantidade suficiente de ar injectada através do ouvido do animal no sistema circulatório para causar a morte. A morte é causada essencialmente por um "bloqueio de vapor" na circulação cardiopulmonar. O bolus de ar enche o ventrículo direito do coração, impedindo que o sangue chegue às artérias pulmonares para os pulmões. Se o sangue não chega aos pulmões, o animal não consegue oxigenar-se e, basicamente, morre por asfixia. Em seguida, o animal morrerá de acidose e colapso circulatório. Normalmente, uma injeção de 10-20 ml de ar é suficiente para matar os coelhos). Após a anestesia, tirámos as luvas, lavámos as mãos de acordo com os seis (6) passos da técnica de lavagem cirúrgica das mãos e usámos uma bata cirúrgica e luvas esterilizadas. O membro do coelho foi desinfectado, esfregado com solução de iodopovidona e barbeado corretamente. Para a incisão, foi utilizada uma lâmina de barbear cirúrgica N° 11. Em primeiro lugar, foi removido um tecido mole à volta do implante e fixado automaticamente num tubo de centrifugação (50 ml) contendo solução de formaldeído tamponado a 4% separadamente. Em seguida, extraímos cuidadosamente o implante com uma chave de parafusos especial, seguindo-se a remoção completa da tíbia direita. As amostras de osso foram fixadas separadamente num tubo de centrifugação contendo também solução de formaldeído tamponado a 4%. No final da cirurgia, todos os espécimes foram mantidos num ambiente seguro para monitorização até quarenta e oito (48) horas. A mesa cirúrgica foi limpa com uma solução de álcool a 75%, bem como os resíduos e a carcaça dos coelhos, que foram evacuados e colocados separadamente num contentor de lixo especial (saco de plástico preto para máscaras descartáveis, toucas cirúrgicas e outros resíduos domésticos não infecciosos; saco de plástico amarelo para luvas descartáveis e seringas descartáveis; caixa amarela para estupefacientes e agulhas). Dois dias mais tarde, as amostras de tecido ósseo foram retiradas do tubo de centrifugação, cortadas longitudinalmente, lavadas em água corrente lenta da torneira durante 30 minutos e, em seguida, colocadas num tubo de centrifugação de 50 ml contendo solução de ácido fórmico + água destilada, após uma preparação de 40 ml de solução-mãe de ácido fórmico a 8% e 460 ml de água destilada. A descalcificação completa foi obtida após duas (2) semanas, mudando a solução fresca três (3) vezes por semana. O teste físico foi efectuado através da inserção de uma agulha de seringa de 1 ml no tecido ósseo. Depois de verificada a rigidez, os espécimes foram lavados cuidadosamente antes do processamento. As amostras foram desidratadas e incluídas em parafina. Foram preparadas secções de 4 ppm de espessura no plano transversal e coradas com hematoxilina e eosina (H&E). Todas as secções foram examinadas por microscopia ótica (Olympus DP72, Canadá). De acordo com as classificações histológicas de inflamação dos tecidos moles e duros de grau 0 a 2 utilizadas na literatura[165] , todas as secções foram observadas e classificadas por um patologista cego.

3.8 Análise estatística

A análise estatística foi efectuada utilizando o software estatístico SPSS 13.0 (SPSS Inc., Chicago, IL, EUA). Todos os dados foram analisados usando o teste não paramétrico (Mann-Whitney), com $P<0,05$ considerado significativo. As representações gráficas dos dados foram efectuadas utilizando o GraphPad Prism 6 (GraphPad, EUA).

CAPÍTULO 4

4. RESULTADO

4.1 Peso corporal

Duas semanas após a cirurgia, verificámos que vinte (22) coelhos perderam peso: 11 animais do grupo de controlo (média de 0,53±0,52, valor de p=0,982) e 11 animais do grupo CMC- Zn^{2+} (média de 0,70±0,032, valor de p=0,448). Esta diferença não foi significativa. Quatro semanas após a cirurgia, todos os coelhos do grupo de controlo (média de 0,14±0,09, valor de p=0,44) perderam peso, enquanto 3 coelhos perderam peso e 9 coelhos ganharam peso no grupo CMC-Zn^{2+} (0,06±0,02, valor de p=0,001), o que é estatisticamente significativo.

4.2 Classificação da infeção do trato do pino e secção transversal do osso por inspeção visual

De acordo com a Classificação de Checketts-Otterburn, verificámos que 100% das infecções no grupo sem revestimento (Figura 1AB) eram infecções minor às duas semanas de pós-operatório: grau 1 (n=5; 60%) e grau 2 (n=5; 40%). Às quatro semanas, encontrámos infecções de grau 1 (n=7; 42,86%), grau 2 (n=7; 42,86%) e grau 5 (n=5; 14,29%) no grupo não revestido, enquanto não foram observados sinais de infeção no grupo CMC-Zn^{2+} (Figura 1 (c) e (d)). Todos os coelhos do grupo experimental não apresentaram sinais de infeção às 2 e 4 semanas após a cirurgia, enquanto todos os coelhos (100%) do grupo não revestido apresentaram sinais clínicos de infeção (ver Tabelas 1 e 2) em ambos os momentos após a cirurgia e cinco coelhos apresentaram sinais radiográficos de infeção após 4 semanas. Registaram-se diferenças significativas entre os dois grupos nos dois momentos (Z= -4,504, p <0,001).

Na cavidade medular, não foram observados sinais de infeção aos sete (7) e catorze (14) dias após a cirurgia em ambos os grupos, mas às quatro semanas foi encontrada uma formação amarela de pus no grupo sem revestimento (Figura 2a), enquanto o grupo experimental estava limpo, sem quaisquer sinais de infeção (Figura 2b).

Quadro 1: Classificação das infecções do trato urinário

Grades	Uncoated group (N=12)		CMC-Zn^{2+} group (N=12)	
	2 weeks (n=5)	4 weeks (n=7)	2 weeks (n=5)	4 weeks (n=7)
Grade 0	0(0%)	0(0%)	5(100%)	7(100%)
Grade 1	3(60%)	3(42.86%)	0(0%)	0(0%)
Grade 2	2(40%)	3(42.86%)	0(0%)	0(0%)
Grade 5	0(0%)	1(14.29%)	0(0%)	0(0%)
Total	5(100%)	7(100%)	5(100%)	7(100%)

Tabela 2; Taxas de infeção

Implants group		Animals receiving inplants	Animals for evaluation	Animals with clinical signs of inf.	Animals with x-ray signs of inf.
2weeks	Uncoated	5	5	5	0
	CMC-Zn2+	5	5	0	0
4weeks	Uncoated	5	7	7	5
	CMC-Zn2+	5	7	0	0

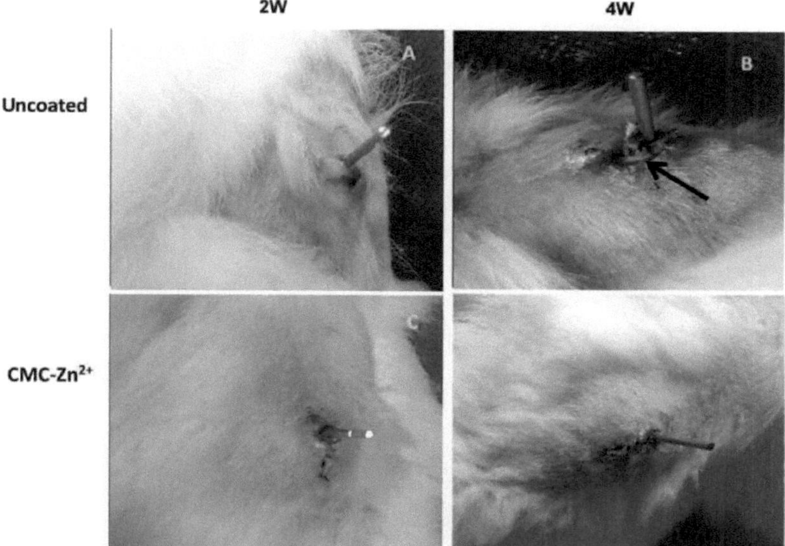

FigJ: Aspeto morfológico macroscópico da tíbia direita ((a) a (d)) com implantes: o grupo não revestido ((a) e (b)) mostrou fortes sinais de infeção com descarga serosa à volta dos implantes (seta preta) às 2 e 4 semanas após a cirurgia, mas não foram detectados sinais de infeção no grupo CMC-Zn^{2+} ((c) e (d)). CMC-Zn^{2+} : carboximetilquitosano-zinco.

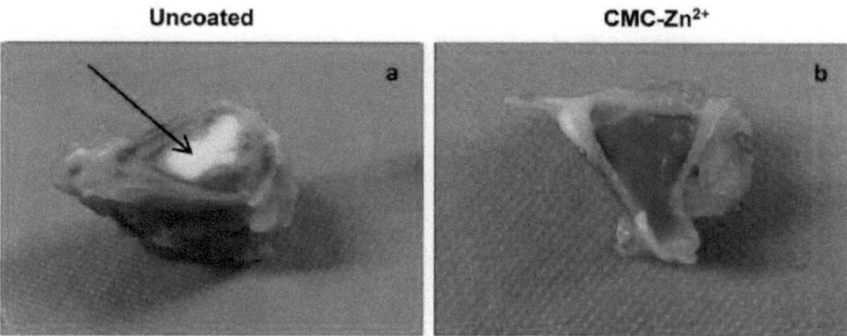

Fig.2; Secção óssea da tíbia direita em ambos os grupos 4 semanas após a cirurgia: Foi observada uma formação amarela de pus (seta preta) na cavidade medular de todos os coelhos do grupo não revestido (a), mas o grupo CMC-Zn^{2+} (b) estava saudável. CMC-Zn^{2+} : carboximetilquitosano-zinco.

4.3 Radiografia e microtomografia computorizada

Foram efectuadas imagens radiográficas da tíbia direita em ambos os grupos (Figura 3). Neste estudo, foram observados três parâmetros: destruição do osso, reação peri-implantar e edema dos tecidos moles. No grupo sem revestimento, as radiografias da tíbia direita mostraram uma destruição ligeira do osso em cinco/sete coelhos, reacções peri-implantares ligeiras em cinco/sete coelhos e a presença de inchaço dos tecidos moles em sete/sete coelhos, com uma pontuação média de 1,71 + 0,49, enquanto no grupo CMC-Zn^{2+} não foram observados sinais de infeção em todos os coelhos. A diferença foi altamente significativa ($Z= -3,435$, $p < 0,001$). As tíbias direitas foram colhidas e avaliadas utilizando um pCT (SKYSCAN 1176, In vivo X-ray Microtomograph, Bélgica) com uma resolução isométrica de 18 mm.

Foi observada uma destruição considerável do osso e dos tecidos moles no grupo não revestido (Figura 4 (a) e (b)).

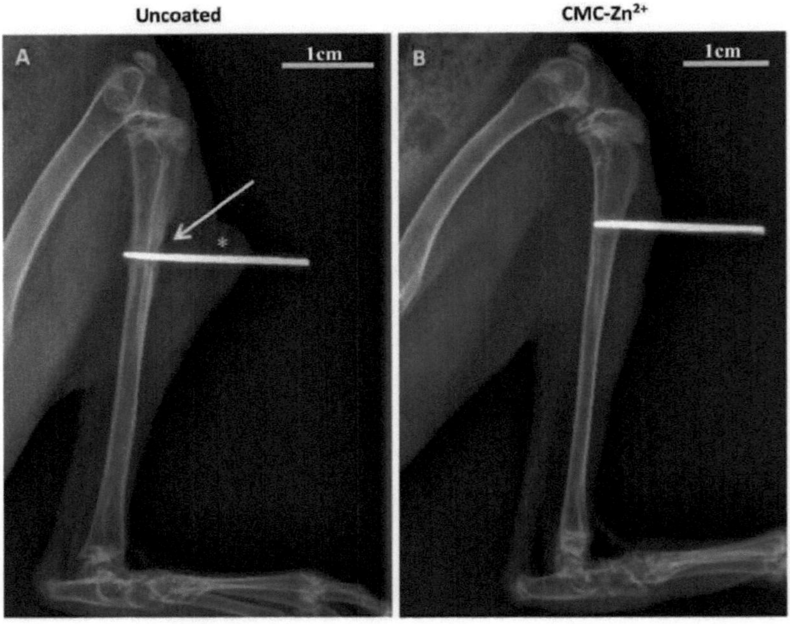

Fig.3: Radiografias da tíbia direita 4 semanas após a cirurgia. Foi observada uma reação peri-implantar ligeira, uma destruição ligeira do osso e um inchaço dos tecidos moles (asteriscos) no grupo não revestido (seta amarela), mas não foram observados sinais de infecções radiológicas no grupo CMC-Zn^{2+} . CMC-Zn^{2+} : carboximetilquitosano-zinco.

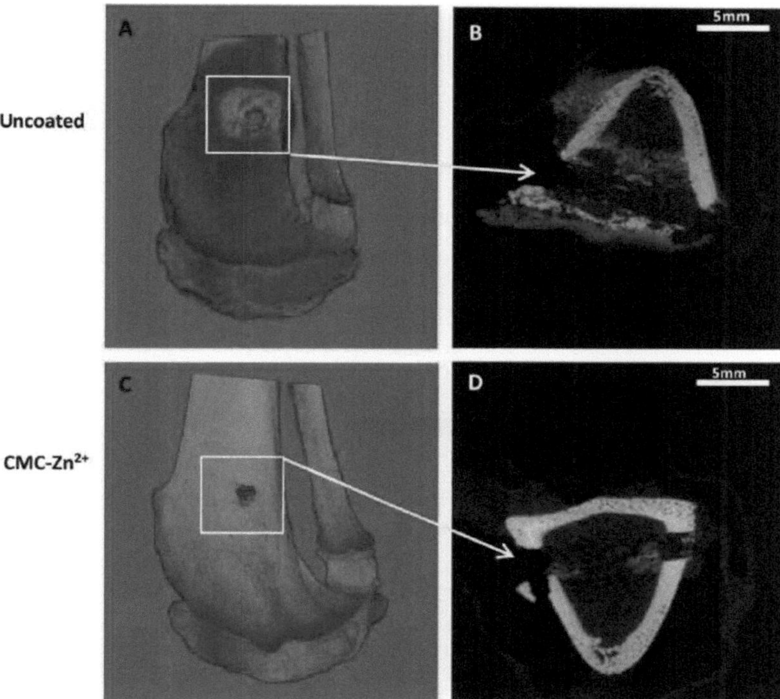

Fig. 4: Vista geral da TCP e análise da reconstrução 3-D da tíbia de coelho 4 semanas após a cirurgia. A pCT obtida dos coelhos com implante revestido com CMC-Zn^{2+} ((c) e (d)) não mostrou sinais óbvios de destruição do osso cortical e de reação periosteal, ao passo que o grupo de coelhos não revestido ((a) e (b)) exibiu uma destruição do osso cortical e uma reação periosteal na vista em corte transversal (b). pCT: tomografia microcomputada; CMC-Zn^{2+} : carboximetilquitosano-zinco.

4.4 Análise histológica

As alterações histológicas na tíbia do coelho foram analisadas utilizando uma microscopia ótica (Figura 5). Duas semanas após a cirurgia, a inflamação histológica dos tecidos moles no grupo não revestido foi de 0% (grau 0), 100% (grau 1) e 0% (grau 2), enquanto as percentagens de inflamação de grau 0, grau 1 e grau 2 no grupo CMC-Zn^{2+} foram de 100, 0 e 0%, respetivamente. Às 4 semanas, as percentagens de inflamação dos tecidos moles foram de 0% (grau 0), 14,29% (grau 1) e 85,71% (grau 2) no grupo sem revestimento, enquanto as do grupo CMC-Zn^{2+} foram de 100% (grau 0), 0% (grau 1) e 0% (grau 2). As pontuações histológicas 2 semanas após a cirurgia mostraram que a inflamação óssea foi de 0% (grau 0), 100% (grau 1) e 0% (grau 2) no grupo sem revestimento, enquanto as percentagens de inflamação óssea no grupo CMC-Zn^{2+} foram de 100% (grau 0), 0% (grau 1) e 0% (grau 2). Quanto à inflamação histológica do tecido ósseo no grupo não revestido após 4 semanas, observámos uma destruição do osso cortical em comparação com o grupo CMC-Zn^{2+} (Figura 6(a)). As percentagens em todos os coelhos do grupo não revestido foram as seguintes 0% (grau 0), 28,57% (grau 1) e 71,43% (grau 2).

No entanto, o grupo CMC-Zn^{2+} não apresentou deterioração óbvia com as percentagens de 100% (grau 0), 0% (grau 1) e 0% (grau 2). Houve diferenças significativas entre os dois grupos em dois pontos de tempo (Z= -4,522, $p < 0,001$).

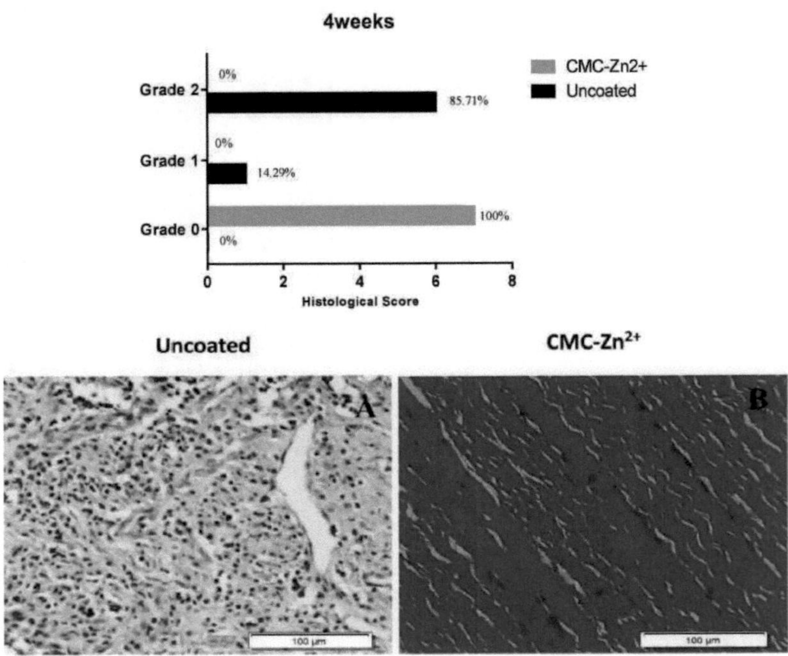

Fig.5: As secções microscópicas do tecido mole à volta dos implantes, 4 semanas após a cirurgia, foram coradas por H&E, podendo observar-se a presença de um intenso infiltrado de células inflamatórias no grupo não revestido (a). H&E: hematoxilina e eosina.

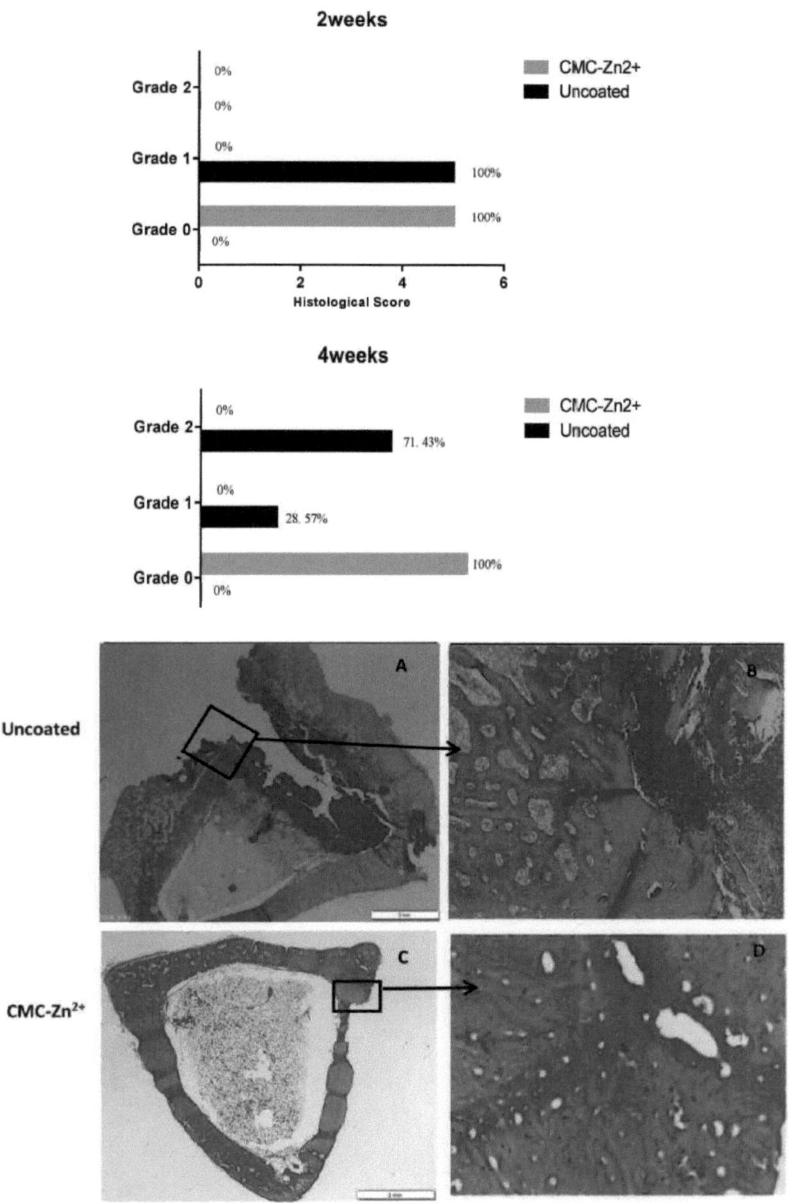

Fig.6: (a) Imagens histológicas representativas obtidas a partir das secções transversais descalcificadas da tíbia de coelhos 4 semanas após a cirurgia ((a), ampliação xlOO). A evidência de

inflamação da cavidade medular pode ser vista no grupo não revestido, mesmo as vistas ampliadas do ponto de entrada dos implantes (caixa preta, osso cortical) mostraram uma destruição grave do osso cortical. (b) Imagens histológicas representativas obtidas a partir das secções transversais descalcificadas da tíbia de coelhos 4 semanas após a cirurgia ((c), ampliação xlOO). Não foram observados sinais evidentes de inflamação histológica dos tecidos ósseos na vista das secções transversais (c), bem como nas vistas ampliadas do ponto de entrada dos implantes ((d) caixa preta, osso cortical).

CAPÍTULO 5

5. DISCUSSÃO

O problema mais comum esperado com a gestão da fixação externa é a infeção no local do pino. Como sabemos, a passagem de um implante ou de um fio através do córtex ósseo permite a entrada de bactérias em torno da pele para os tecidos moles mais profundos e para o osso. A prevenção ou os cuidados precoces através do revestimento dos implantes com agentes antibacterianos é uma forma única de evitar complicações pós-operatórias quando se utiliza um dispositivo de fixação externa. Os implantes revestidos com carga antibiótica[166] , apatite[167] , liga de titânio, antibióticos profilácticos e HA foram concebidos por investigadores para minimizar a taxa de infeção do trato do pino.

Oka et al.[7] avaliaram o potencial do fotocatalisador TIO2 na inibição da colonização bacteriana em implantes percutâneos. Eles inocularam 1 mL de 10^8 CFU/mL de MRSA em torno do local do pino femoral em cada coelho após a implantação. Três dias após a cirurgia, os trajectos dos pinos foram primeiro limpos com solução salina estéril e depois iluminados com um BLB (UVA) de 40 W durante 60 minutos por dia, durante 5 dias. Uma semana após a cirurgia, os pinos foram removidos e examinados por sonicação. Os autores concluem que o fotocatalisador TiO2 tem um efeito bactericida contra o MRSA e pode inibir a colonização bacteriana em implantes percutâneos. No entanto, este método pode provavelmente ter a desvantagem de possíveis erros técnicos relacionados com o descolamento e a cultura de bactérias. Outra descoberta[95] propôs implantes de titânio revestidos com xerogel e libertadores de óxido nítrico (NO) para diminuir a colonização em pinos de fixação externa que foram implantados cirurgicamente na 3ª, 4ª e 5ª vértebras da cauda do rato. Três dias antes da cirurgia, cada animal recebeu 250 mg/kg de elixir de acetaminofeno na sua água de bebida. No 48º dia, os animais foram mortos e foi efectuada uma análise microbiológica. Os autores verificaram que a contagem de colónias de bactérias do trato urinário no grupo que libertava NO (170 K±181 K) era significativamente inferior à do grupo revestido com xerogel (677 K±675 K) e à do grupo de controlo (1181 K± 2717 K) 48 dias após a cirurgia ($p < 0,05$). No entanto, os seus resultados sugeriram que o elevado fluxo de NO nos momentos iniciais era bactericida e poderia reduzir a adesão inicial das bactérias às superfícies dos implantes. Recentemente, Kose et al.[100] referiram que o revestimento de nano pó cerâmico à base de fosfato de cálcio dopado com iões de prata em implantes ortopédicos pode prevenir a colonização bacteriana e a infeção em fracturas abertas, em comparação com os implantes sem qualquer revestimento. Os autores seleccionaram uma solução de 50 mmL contendo 10^6 CFU/Ml de MRSA e injectaram-na no canal intra-medular do fémur de coelhos antes da implantação de pregos. Dez semanas após a cirurgia, os animais foram mortos e as hastes foram extraídas para avaliação. Os seus resultados provaram que a adição de um revestimento em pó à base de fosfato de cálcio de tamanho nanométrico dopado com iões de prata a implantes ortopédicos pode prevenir a infeção em comparação com implantes não revestidos, sem citotoxicidade significativa. No entanto, a prata revelou-se tóxica e não é suscetível de ser utilizada como material antibacteriano devido à sua toxicidade e baixa biocompatibilidade. Além disso, outros investigadores referiram que a dosagem de inoculação da estirpe bacteriana era fundamental para o sucesso da criação da infeção. Note-se que uma dose excessiva de inoculação pode levar a determinadas complicações, enquanto uma dose insuficiente pode apresentar resultados falsos. No entanto, a dose ideal de estirpe bacteriana inoculada antes ou depois da inserção dos materiais de revestimento pode ser um novo ponto de discussão. Outro ponto é que a inoculação de bactérias à volta do trato do pino continua a ser um tópico crítico de debate, uma vez que é difícil confirmar a profundidade da estirpe de bactérias injectada num grande número de animais durante toda a experiência. É provável que as bactérias sejam inoculadas diretamente no osso em certos casos, enquanto noutros, as bactérias são inoculadas superficialmente ou profundamente no tecido mole sem atingir o osso.

No presente estudo, o nosso método que utiliza a CMC-Zn^{2+} como agente antibacteriano tem vantagens de solubilidade em água, atividade antibacteriana, capacidade de absorção, anti-oxidação, efeito hemostático, analgésico de hemorragias e segurança. Embora se saiba que a CMC tem atividade antibacteriana, carácter de biocompatibilidade e capacidade para acelerar a cicatrização de feridas e reduzir as cicatrizes, o ião zinco pode induzir a agregação plaquetária e desempenhar um certo papel na trombose e hemostase[162] Foi relatado que os iões de zinco possuem capacidades de inibição da atividade bacteriana e de promoção do crescimento ósseo, pelo que são também agentes antimicrobianos eficazes contra S. aureus[163] . Nesta perspetiva, a CMC foi combinada com iões de zinco para a prevenção da infeção do trato urinário. De acordo com a conceção do nosso projeto, os animais foram divididos em dois grupos iguais (sem revestimento, n=12 e CMC-Zn^{2+} , n=12), tendo sido feita uma comparação. Às 2 e 4 semanas após a cirurgia, cinco

coelhos em cada grupo e sete coelhos em cada grupo, respetivamente, foram mortos para investigação histológica e radiográfica. Encontrámos sinais clínicos de infecções 2 semanas após a cirurgia em 12 coelhos do grupo não revestido, mas não foram observados sinais de infecções no grupo CMC-Zn^{2+} . A estirpe de S. aureus & (ATCC 25923) utilizada no nosso estudo foi descrita como uma das bactérias mais frequentemente associadas à manifestação de infeção do trato do pino. Com base na inspeção visual, os sinais de infeção foram determinados pela presença de vermelhidão com sensibilidade e drenagem amarela ou branca à volta da área do implante. Além disso, no nosso estudo, a destruição do osso, a reação peri-implantar, o inchaço dos tecidos moles, o osso cortical e a reação periosteal confirmaram as complicações da infeção da via de implantação, que, quando não tratada, pode levar a osteomielite grave. Com base no presente estudo, acreditamos que a utilização de um revestimento de CMC-Zn^{2+} à volta de um implante ortopédico pode ser uma forma eficaz de prevenir a infeção do trato do pino. A propriedade antibacteriana melhorada torna este derivado de quitosano particularmente adequado para aplicações na gestão da cicatrização de feridas, engenharia de tecidos e administração de medicamentos.

CAPÍTULO 6

6. CONCLUSÕES

Em conclusão, a infeção do trato do pino é um problema considerável na cirurgia ortopédica e traumatológica. Apesar das soluções apresentadas pelos investigadores para reduzir a incidência da infeção em modelos animais ou em estudos in vitro, até à data, não foram apresentadas soluções promissoras na prática clínica. O nosso modelo animal demonstra ser eficaz na prevenção da infeção do trato do alfinete por S. aureus, mas é necessária mais investigação para confirmar a eficácia da CMC-Zn^{2+} num contexto clínico, antes de a nossa descoberta poder ser utilizada para enfrentar o desafio na gestão da infeção do trato do alfinete

REFERÊNCIAS

[1] Mahapatra S, Rengarajan N.Utilização de fixadores externos reciclados na gestão de lesões compostas [J]. Expert Rev Med Devices, 2016, 8:1-3

[2] Turgut A, Onvural B, Kazimoglu C, et al. Quão segura é a técnica semi-estéril na fixação percutânea de fraturas supracondilianas do úmero? [J].Ulus Travma Acil Cerrahi Derg,2016,22:477-482

[3] Piza.G,Caja.V.L,Gonzalez-veijo.M.Z et al. A.Hydroxyapatite-coated external fixation pins.The effect on pin loosening and pin-track infection in leg lengthening for short stature [J].J Bone Joint Surg Br,2004,86:892-897

[4] T.Jennison,M.McNally,H.Pandit.Prevenção de infeção em locais de pinos de fixadores externos [J].Ata Biomaterialia,2014, 10:595-603

[5] Cavusoglu AT,ER MS,Inal S, et al. Cuidados com o local do pino durante a fixação externa circular utilizando dois protocolos diferentes [J]. J. Orthop Trauma, 2009,23:724-730

[6] Moroni A,Vannini F,Mosca M, et al. Revisão do estado da arte: técnicas para evitar o afrouxamento dos pinos e a infeção na fixação externa [J]. J Orthop Trauma, 2000, 16:189-195

[7] Oka Y, Kim W.C, Yoshida T, et al. Eficácia do fotocatalisador de dióxido de titânio na inibição da colonização bacteriana em implantes percutâneos [J]. J.Biomed Mater Res.B,2008,86:530-540

[8] W-Dahl A,Toksvig-larsen S,Lindstrand A. Não há diferença entre cuidados diários e semanais no local do pino, um estudo randomizado de 50 pacientes com fixação externa [J]. Ata Orthop Scand,2003, 74:704-708

[9] Laxmi Upadhyayaa, Jay Singhb,Vishnu Agarwalc,et al. Aplicações biomédicas de carboximetilquitosanos [J]. Carbohydrate Polymers, 2013,91:452- 466

[10] Liu, X. F, Guan, L. Y,Yang, D. Z, et al. Ação antibacteriana do quitosano e do quitosano carboximetilado [J].Journal of Applied Polymer Science, 2001, 79:1324-1335

[11] Zhu,A,Chan-Park,M.B,Dai,S, et al.O comportamento de agregação do Ocarboximetilquitosano em solução aquosa diluída [J]. Colloids and Surfaces B: Bio- interfaces,2005,43:143-149

[12] Britten S, Ghoz A, Duffield B, et al. Cuidados com o local do pino do fixador de Ilizarov: O papel das crostas na prevenção da infeção [J]. Injury,2013,44:1275-1278.

[13] Parameswaran AD, Roberts CS, Seligson D, et al. Infeção do trato do pino com fixação externa contemporânea: qual a dimensão do problema [J]? J Orthop Trauma,2013,17:503-507.

[14] Shirai T, Watanabe K, Matsubara H, et al. Prevenção da infeção do trato do pino com pinos de titânio suportados por iodo [J]. J Orthop Sci,2014,19: 298-602.

[15] Nikolas H Kazmers, Austin T Fragomen, S Robert Rozbruch. Prevenção da infeção do local do pino na fixação externa: uma revisão da literatura [J]. Strat Traum Limb Recon,2016,11:75-85

[16] P. Ward. Um estudo num hospital para determinar a prevalência de reação e os indicadores de risco de infeção para locais de pinos esqueléticos [J]. Jornal de Enfermagem Ortopédica, 1997, 1:173-178

[17] Chandra R K C.The relation between immunology,nutrition and disease in elderly people [J]. Age Ageing,1990, 19:25-31

[18] Grant AD, Atar D, Lehman WB.Pin care usando o aparelho de Ilizarov: plano de tratamento recomendado em Kurgan, Rússia [J]. Boletim de Doenças das Articulações,1992,52: 18-20

[19] Egol KA, Paksima N, Puopolo S, et al.Tratamento de pinos de fixação externa do pulso: um ensaio prospetivo e aleatório [J]. J Bone Joint Surg Am,2006 ,88:349-354.

[20] N. Young, D. Bell, A. Anthony. Padrões de dor pediátrica durante o tratamento de Ilizarov da discrepância do comprimento do membro e da deformidade angular [J]. Journal of Pediatric Orthopaedics, 1994,14:352-357

[21] Sims M, Saleh M. External fixation-the incidence of pin site infection: a prospective audit [J]. J Orthop Nurs,2000,4:59-63

[22] Craig S.Roberts, David Seligson, Cyril Mauffrey. Complicações da Fixação Externa.Fixação Externa em Traumatologia Ortopédica, 2011, 173-184

[23] Carmack DB, Kaylor KL, Yaszemski MJ. Rigidez estrutural e capacidade de redução dos fixadores externos colocados em desalinhamento e má rotação [J]. J Orthop Trauma,2001,15:247-53.

[24] Behrens F, Kraft EL, Oegema TR Jr. Alterações bioquímicas na cartilagem articular após a imobilização da articulação por fundição ou fixação externa [J]. J Orthop Res,1989,7:335-343

[25] Behrens F, Johnson WD, Koch TW, et al. Rigidez à flexão de estruturas de fixadores unilaterais e bilaterais [J]. Clin Orthop RelatRes, 1983,178:103-110.

[26] Haidukewych GJ. Fixação externa temporária para o tratamento de fracturas complexas intra e periarticulares da extremidade inferior [J]. J Orthop Trauma,2002,16:678-685

[27] Moroz TK, Finlay JB, Rorabeck CH, et al. Fixação externa do esqueleto: escolha de um sistema baseado na estabilidade biomecânica [J]. J Orthop Trauma, 1988, 2:284296

[28] Kempson GE, Campbell D. The comparative stiffness of external fixation frames [J].Injury,1981,12:297-304

[29] Briggs BT, Chao EY. O desempenho mecânico do aparelho de fixação externa padrão Hoffmann-Vidal [J]. J Bone Joint Surg Am, 1982,64:566-573.

[30] Alvin Ong, MD & Roman Hayda, MD.Principles of external fixation [J]. 2004

[31] Kishan S, Sabharwal S, Behrens F, et al. Fixação externa do fémur: conceitos básicos [J]. Técnicas em Ortopedia,2002,17 : 239-244

[32] Riina J, Tornetta P, Ritter C, et al. Estruturas neurológicas e vasculares em risco durante o bloqueio antero-posterior de pregos femorais retrógrados [J]. J Orthop Trauma, 1998, 12: 379-381

[33] Paul MA, Patka P, van Heuzen EP, et al. Lesão vascular causada por fixação externa: relatos de casos [J]. J Trauma,1992,33 : 917-920

[34] Dhal A, Chadha M, Lal H, et al. Encontros com pseudoaneurismas na prática ortopédica. Injury,2001,32: 771-778

[35] Bone LB, Johnson KD, Weigelt J, et al. Estabilização precoce ou tardia de fracturas do fémur. Um estudo prospetivo e aleatório [J]. J Bone Joint Surg, 1989, 71:336-40.

[36] Ceroni D, Grumetz C, Desvachez O, et al. Da prevenção da infeção do trato do pino ao tratamento da osteomielite durante a fixação externa pediátrica [J]. J Child Orthop,2016,10:605-612

[37] Koren L, Keren Y, Eidelman M. Correção de deformidades multiplanares usando o quadro espacial de Taylor em pacientes esqueleticamente imaturos [J]. Open Orthop J,2016, 10:71-79

[38] Burny F, Adrianne Y, Donkerwocker M, et al. A Terceira Conferência da Sociedade Internacional de Reparação de Fracturas [J]. Livro de Resumos . 1992:67-68

[39] Manley MT, Hurst L, Hindes R, et al. Efeitos de revestimentos de baixo módulo nas tensões de contacto do osso do pino na fixação externa [J]. J Orthop Res, 1984,2:385-392

[40] Staeheli GR, Fraser MR Jr, Morgan SJ. Os perigos da ortopedia de controlo de danos: um relato de caso de lesão vascular após fixação externa de fratura do fémur [J]. Patient Saf Surg,2012,6:7

[41] Lethaby A, Temple J, Santy J.. Pin site care for preventing infections associated with external bone fixators and pins [J]. Base de dados Cochrane Syst Rev, 2008, doi:10.1002/14651858.CD004551

[42] Pieske O, Geleng P, Zaspel J, et al. Pinos de liga de titânio versus pinos de aço inoxidável na fixação externa do pulso: um estudo prospetivo aleatório [J]. J Trauma, 2008,64:1275-1280

[43] W-Dahl A, Toksvig-Larsen S. Profilaxia da infeção: um estudo prospetivo em 106 doentes operados por osteotomia da tíbia utilizando a técnica de hemicalotóse [J]. Arch Orthop Trauma Surg, 2006,126:441-447

[44] Li J, Pan Z, Yan S, et al. O córtex simples é melhor do que o córtex duplo em enxertos de fíbula para um grande defeito ósseo da tíbia numa criança de 2 anos de idade: Um relato de caso de uma cirurgia bem-sucedida e discussão de escolhas de enxerto ósseo [J]. Medicine (Baltimore),2017,96(5):e5965

[45] El-Alfy BS.Unhappy triad in limb reconstruction: Gestão pelo método de Ilizarov [J]. World J Orthop,2017 ,8:42-48

[46] Mahapatra S, Rengarajan N.Utilização de fixadores externos reciclados na gestão de lesões compostas [J]. Expert Rev Med Devices, 2017, 14:83-85

[47] Sahu RL, Ranjan R.Tratamento da não-união complexa do eixo da tíbia usando a técnica de Ilizarov e seu resultado funcional [J]. Niger Med J,2016,57:129-133

[48] Gu WL, Wang J, Li DQ, et al. Fixação externa com ponte versus fixação externa sem ponte para fracturas instáveis do rádio distal: Uma revisão sistemática e meta-análise [J]. J Orthop Sci,2016,21:24-31

[49] Parikh SN, Lykissas MG, Roshdy M, et al. Infeção do trato do pino de fracturas supracondilianas tratadas operativamente em crianças: resultados funcionais a longo prazo e estudo anatómico [J]. J Child Orthop, 2015, 9:295-302

[50] Green SA, Ripley MJ .Osteomielite crónica em rastos de pinos [J]. J Bone Joint Surg Am, 1984, 66:1092-1098

[51] Wikenheiser MA, Markel MD, Lewallen DG, et al. Resposta térmica e resistência ao torque de

cinco meios-pinos corticais sob técnica de inserção simulada [J]. J Orthop Res,1995,13:615-619

[52] C Henry.Pin Sites: Precisamos de os limpar? Practice Nursing, 1996,7:12-17

[53] Magyar G, Toksvig-Larsen S, Moroni A. Hydroxyapatite coating of threaded pins enhances fixation [J]. J Bone Joint Surg Br,1997,79:487-489

[54] Magyar G, Toksvig-Larsen S, Lindstrand A. Hemicallotasis open-wedge osteotomy for osteoarthritis of the knee. Complicações em 308 operações [J]. J Bone Joint Surg Br,1999,81:449-451

[55] Gordon JE, Kelly-Hahn J, Carpenter CJ, et al. Cuidados com o local do pino durante a fixação externa em crianças: resultados de uma abordagem niilista. J Pediatr Orthop, 2000, 20:163-165

[56] Pommer A, Muhr G, David A. Pinos de Schanz revestidos a hidroxiapatite em fixadores externos utilizados para osteogénese de dissecção: um ensaio aleatório e controlado [J]. J Bone Joint Surg Am,2002,7:1162-1166

[57] Saleh M, Scott B. Armadilhas e complicações no alongamento das pernas: a experiência de Sheffield [J]. Semin Orthop,1992,7:207-222

[58] Dahl MT, Gulli B, Berg T. Complicações do alongamento de membros. Uma curva de aprendizagem [J]. Clin Orthop RelatRes,1994,301:10-18

[59] Ward P.Care of skeletal pins: a literature review [J]. Nurs Stand, 1998,12:34-38

[60] Checketts R, Moran C, MacEachern A, et al. Orthofix external fixation in trauma and orthopaedics.Pin track infection and the principles of pin site care [J]. Springer, Londres, 1999

[61] AM Camilo,JC Bongiovanni. Avaliação da eficácia da solução de polivinilpirrolidona-iodo a 10% contra infecções em orifícios de fios e pinos de fixadores externos de Ilizarov [J]. São Paulo Med J,2005, 123:58-61

[62] MM Patterson.Multicentre pin care study [J].Orthop Nurs, 2005, 24:349-360

[63] S Grant, D Kerr, M Wallis, et al. Comparação entre a solução de iodopovidona e a pomada de parafina branca macia na gestão de locais de fixação esquelética: um estudo piloto [J]. Jornal de Enfermagem Ortopédica, 2005,9:218-225

[64] Davies R, Holt N, Nayagam S. Os cuidados com os locais dos pinos com fixação externa [J]. J Bone Joint Surg Br,2005,87:716-719

[65] Nigam V, Jaiswal A, Dhaon BK. Local antibiotics: panacea for long term skeletal siteion [J]. Injury,2005, 36:199-202

[66] Egol KA, Klugman J, Puopolo S, et al. Pin care following external fixation of the wrist:a prospective randomized trial or three techniques [J]. Reunião Anual da Associação de Traumatologia Ortopédica, 2004,8-10

[67] Annette W-Dahl, Soren Toksvig-Larsen. Cuidados com o local do pino na fixação externa de cloreto de sódio ou solução de clorexidina como agente de limpeza [J]. Arch Orthop Trauma Surg,2004, 124 : 555-558

[68] W-Dahl A, Toksvig-Larsen S. Sem benefícios clínicos com a utilização de um novo desenho de pinos para fixação externa: um estudo randomizado em 50 pacientes operados pela técnica de hemicalotóse [J]. Arch Orthop Trauma Surg,2008,128:661-667

[69] Finkler ES, Kasia C, Kroin E, et al. Infeção do trato do pino após correção do pé de Charcot com fixação circular estática [J]. Foot Ankle Int,2015,36:1310- 1315

[70] Devkota P, Khan JA, Acharya BM, et al. Resultado das fracturas supracondilianas do úmero em crianças tratadas por redução fechada e fixação percutânea [J]. J Nepal Med Assoc,2008,47:66-70

[71] Chakraborty MK, Onta PR, Sathian B, et al. Fratura supracondiliana deslocada do úmero em crianças tratadas com cavilha cruzada versus cavilha lateral: um estudo baseado num hospital do Nepal Ocidental [J]. J Clin Diagn Res,2011,1260-1263

[72] Zamzam MM, Bakarman KA. Tratamento de fracturas supracondilianas deslocadas do úmero em crianças: pinagem cruzada versus lateral [J]. Lesões, 2009, 40:625-630

[73] AT Cavusoglu, MS Er, S Inal, et al. Cuidados com o local do pino durante a fixação externa circular usando dois protocolos diferentes [j]. J Orthop Trauma, 2009, 23:724-730

[74] CK Chan, MK Kwan, R Karina. O uso de soro fisiológico diluído com iodopovidona para o tratamento de interfaces metal-pele em fixações externas [J]. J Orthop Surg, 2009, 17:19-22

[75] V Yuenyongviwat, B Tangtrakulwanich. Prevalência de infeção no local do pino: a comparação entre sulfadiazina de prata e curativo seco entre pacientes com fratura exposta da tíbia [J]. J Med Assoc Thai, 2011,94:566-569

[76] CK Lee, YP Chua, A Saw. A gaze antimicrobiana como um curativo reduz a infeção no local do pino [J]. Clin Orthop RelatRes, 2012,470:610-615

[77] C Camathias, V Valderrabano, H Oberli. Os cuidados de rotina com o trato do pino na fixação externa são desnecessários: um estudo aleatório prospetivo cego controlado [J]. Injury, 2012,43:1969-1973

[78] Ogbemudia AO, Bafor A, Ogbemudia EJ, et al. Edomwonyi E. Eficácia dos pensos de sulfadiazina de prata a 1% na prevenção da infeção de pinos de fixação externa: um estudo aleatório [J]. Strateg Trauma Limb Reconstr,2015

[79] Hamahashi K, Uchiyama Y, Kobayashi Y, et al. Osteomielite tardia induzida por Staphylococcus aureus resistente à meticilina da tíbia após infeção do trato do pino: dois relatos de casos [J]. J Med Case Rep,2017 ,11(1):23

[80] Collinge CA, Goll G, Seligson D, et al. Infecções do trato dos pinos: pinos de prata vs pinos não revestidos [J]. Orthopedics,1994,17:445-448

[81] Arciola CR, Montanaro L, Moroni A, et al. Parafusos ortopédicos revestidos a hidroxiapatite como materiais resistentes a infecções: estudo in vitro [J]. Biomaterials, 1999,20:323-327

[82] Moroni A, Vannini F, Mosca M, et al. Revisão do estado da arte: técnicas para evitar o afrouxamento dos pinos e a infeção na fixação externa [J]. J Orthop Trauma,2002,16:189-195

[83] DeJong ES, DeBerardino TM, Brooks DE, et al. Eficácia antimicrobiana dos pinos do fixador externo revestidos com um complexo de hidroxiapatite/clorexidina estabilizado com lípidos para prevenir a infeção no local do pino num modelo de cabra [J]. J Trauma, 2001,50:1008-1014

[84] Volker Alt, Achim Bitschnau, Jana Osterling, et al. Os efeitos do revestimento combinado de gentamicina-hidroxiapatite para próteses articulares não cimentadas na redução das taxas de infeção num modelo de profilaxia de infeção em coelhos [J]. Biomaterials,2006, 27:4627-4634

[85] Chen W, Liu Y, Courtney HS, et al. Propriedades antibacterianas e biológicas in vitro do revestimento de hidroxiapatite com prata co-sputtered por magnetrão [J].Biomaterials,2006,27:5512-5517.

[86] Hirotaka Mutsuzaki ,Atsuo Ito ,Masataka Sakane,et al. Revestimento de fosfato de cálcio formado em mistura de fluido de infusão para aumentar a força de fixação de parafusos de titânio [J]. J Mater Sci: Mater Med, 2007, 18:1799-1808

[87] Arnout J. van der Borden, Patrick G.M. Maathuis, Eefje Engels, et al. Prevenção da infeção do trato do pino em estruturas de fixadores externos de aço inoxidável utilizando corrente eléctrica

num modelo de cabra [J]. Biomaterials,2007,282122-2126.

[88] Mutsuzaki H, Ito A, Sakane M, et al. Camadas de compósito de fator de crescimento de fibroblastos-2-apatita em parafuso de titânio para reduzir a taxa de infeção do trato do pino [J]. J Biomed Mater Res B Appl Biomater,2008,86:365-374

[89] Hirotaka Mutsuzaki, Atsuo Ito ,Yu Sogo, et al. Melhoria da cicatrização de feridas associada à formação de tecido semelhante ao Wber de Sharpey em torno de camadas compostas de FGF-2-apatite em parafusos de titânio percutâneos em coelhos [J]. Arch Orthop Trauma Surg, 2012, 132:113-121

[90] Hirotaka Mutsuzaki, Ayako Oyane, Yu Sogo, et al. Almofada de esponja de poli (s-caprolactona) contendo cefazolina para reduzir a taxa de infeção do trato do pino em coelhos [J]. Jornal Ásia-Pacífico de Medicina Desportiva, Artroscopia, Reabilitação e Tecnologia, 2014, 1:54-61

[91] Hirotaka Mutsuzaki, Atsuo Ito, Yu Sogo, et al. A matriz de fosfato de cálcio das camadas compostas de FGF-2-Apatite contribui para os seus efeitos biológicos [J]. Int. J. Mol. Sci,2014, 15:10252-10270

[92] Shirai T, Tsuchiya H, Shimizu T, et al. Prevenção da infeção do trato do pino com ligas de titânio-cobre [J]. J Biomed Mater Res B Appl Biomater,2009,91:373- 380

[93] Shirai T, Shimizu T, Ohtani K, et al. Implantes antibacterianos de titânio suportados por iodo [J]. Ata Biomater,2011,7:1928-1933

[94] Chou TG, Petti CA, Szakacs J, et al. Bloebaum RD. Avaliação de antimicrobianos e materiais de implante para a prevenção de infecções em torno de implantes osseointegrados transcutâneos num modelo de coelho [J]. J Biomed Mater Res A, 2010, 92:942-952

[95] Holt J, Hertzberg B, Weinhold P, et al. Diminuição da colonização bacteriana de pinos de fixação externa através de revestimentos de libertação de óxido nítrico [J]. J Orthop Trauma,2011:25:432-437

[96] AR Rahimnia, A Abbaspour, Yadollah Rezaei, et al. Pinos revestidos com antibióticos para a prevenção da infeção do trato do pino: um estudo em coelhos [J]. Jornal de Cirurgia Ortopédica, 2013, 21:213-215

[97] Qu H, Knabe C, Burke M, et al. As películas sol-gel micron-finas bactericidas previnem a infeção do trato do pino e a infeção periprotética [J]. Mil Med, 2014, 179:29-33

[98] Haibo Qu, Christine Knabe, Shula Radin, et al. Pinos de fixação externa percutânea com filmes bactericidas de solegel micron-finos para a prevenção de infeção do trato do pino [J]. Biomaterials,2015,62:95-105

[99] Constantino JA, Delgado-Rastrollo M, Pacha-Olivenza MA, et al. Eficácia bactericida in vivo do farnesol em implantes de Ti6Al4V [J]. Rev Esp Cir Ortop Traumatol, 2016, 60:260-266

[100] Kose N, Qaylak R, Pek§en C, et al. Pregos revestidos com nano-pó cerâmico dopado com iões de prata previnem a infeção em fracturas abertas: Estudo in vivo [J]. Injury,2016,47:320-324

[101] Arens D, Wilke M, Calabro L, et al. Um modelo de úmero de coelho de osteossíntese de placas e pregos com e sem osteomielite por Staphylococcus aureus [J]. Eur Cell Mater, 2015 ,30:148-161

[102] Gimeno M, Pinczowski P, Pdrez M, e t al. A controlled antibiotic release system to prevent orthopedic-implant associated infections: Um estudo in vitro [J]. Eur J Pharm Biopharm, 2015 ,96:264-271

[103] Barth E, Myrvik QM, Wagner W, et al. Colonização comparativa in vitro e in vivo de Staphylococcus aureus e Staphylococcus epidermidis em materiais de implantes ortopédicos [J]. Biomaterials,1989 , 10:325-328

[104] von Eiff C, Proctor RA, Peters G. Coagulase-negative staphylococci. Os agentes patogénicos têm um papel importante nas infecções nosocomiais [J]. Postgrad Med,2001,110:63-76

[105] Mahan J, Seligson D, Henry SL, et al. Factores nas infecções do trato dos pinos. Ortopedia, 1991, 14:305-308

[106] Vuong C, Otto M. Infecções por Staphylococcus epidermidis [J]. Microb Infect Institut Pasteur,2002, 4:481-489

[107] Antoci V, Ono CM, Antoci V, Jr, et al. Infeção do trato do pino durante o alongamento do membro usando fixação externa [J]. Am J Orthop (Belle Mead NJ) , 2008,37(9):E150-E1544

[108] Charville GW, Hetrick EM, Geer CB, et al. Redução da adesão bacteriana a substratos revestidos de fibrinogénio através da libertação de óxido nítrico. Biomaterials,2008, 29:4039-4044

[109] Masalha M, Borovok I, Schreiber R, et al. Análise da transcrição dos genes da ribonucleótido redutase de Staphylococcus aureus aeróbio classe Ib e anaeróbio classe III em resposta ao oxigénio [J]. J Bacteriol,2001,183:7260-7272.

[110] Ogston A "0n Abscesses "Classics in Infectious Diseases" [J]. Rev Infect Dis,1984,6 : 122-128

[111] JAN KLUYTMANS, ALEX VAN BELKUM, E HENRI VERBRUGH. Transporte nasal de Staphylococcus aureus: Epidemiologia, mecanismos subjacentes e riscos associados [J]. CLINICAL MICROBIOLOGY REVIEWS, 1997,10:505-5020

[112] Cole, A. M.; Tahk, S.; Oren, A. Yoshioka, D.; et al. Determinantes do transporte nasal de Staphylococcus aureus [J]. Clin Diagn Lab Immunol,2001,8: 1064-1069.

[113] Bowersox, John. "Vacina experimental contra estafilococos amplamente protetora em estudos com animais". NIH, 1999

[114] Elek S. Infecções estafilocócicas experimentais na pele do homem [J]. Ann NY Acad Sci,1956,65:85-90.

[115] Howard BJ, Klass II J, Rubin SJ, et al. Clinical and Pathogenic Microbiology.St Louis, Mo: The CV Mosby Co.,1987, 231-244.

[116] Fukatsu K, Saito H, Matsuda T, et al. Influências do tipo e duração da profilaxia antimicrobiana num surto de Staphylococcus aureus resistente à meticilina e na incidência de infeção da ferida [J]. Arch Surg, 1997,132:1320-1325.

[117] Hiramatsu K. Vancomycin-resistant Staphylococcus aureus: um novo modelo de resistência aos antibióticos [J]. Lancet Infect Dis, 2001, 1:147-155.

[118] Morris A, Kellner JD, Low DE. The superbugs:evolution, dissemination and fitness [J]. Curr Opin Microbiol,1998 ,1:524-529.

[119] Gristina A . Falha do implante e zona fibro-inflamatória imuno-incompetente [J]. Clin Orthop Relat Res,1994,298:106-118.

[120] Herrmann M, Vaudaux PE, Pittet D, et al. A fibronectina, o fibrinogénio e a laminina actuam como mediadores da adesão de isolados clínicos de estafilococos a material estranho [J]. J Infect Dis,1988,158:693-701.

[121] Gross M, Cramton SE, Gotz F, et al. Papel fundamental da carga líquida do ácido teicóico na colonização de superfícies artificiais por Staphylococcus aureus [J]. Infect Immun,2001,(5):3423-3426.

[122] Cramton SE, Gerke C, Schnell NF, et al. O locus de adesão intercelular (ica) está presente em Staphylococcus aureus e é necessário para a formação de biofilme [J]. Infect Immun,1999,67:5427-5433.

[123] Hoyle BD, Costerton JW. Resistência bacteriana aos antibióticos: o papel dos biofilmes [J]. Prog Drug Res,1991, 37:91-105.

[124] Caiazza NC, O'Toole GA. A alfa-toxina é necessária para a formação de biofilme por Staphylococcus aureus. J Bacteriol,2003,185: 3214-3217.

[125] Wilkinson BJ, Holmes KM. Superfície celular de Staphylococcus aureus: cápsula como barreira à adsorção de bacteriófagos [J]. Infect Immun,1979, 23:549-552

[126] Projan SJ, Novick RP. The molecular basis of pathogenicity. Crossley KO, Archer GL (eds), The Staphylococci in Human Diseases [J]. Nova Iorque: Churchill Livingston, 1997,55-81.

[127] Liu GY, Essex A, Buchanan JT, et al. O pigmento dourado de Staphylococcus aureus prejudica a morte de neutrófilos e promove a virulência através da sua atividade antioxidante [J]. J Exp Med,2005,202:209-215.

[128] Proctor RA, van Langevelde P, Kristjansson M, et al. Infecções persistentes e recidivantes associadas a variantes de pequenas colónias de Staphylococcus aureus [J]. Clin Infect Dis,1995,20:95-102.

[129] von Eiff C, Proctor RA, Peters G. Pequenas variantes de colónias de Staphylococci: uma ligação a infecções persistentes [J]. Berl Munch Tierarztl Wochenschr, 2000, 113:321-325.

[130] Quie PG. Microcolónias (G-variantes) de Staphylococcus aureus [J], Yale J Biol Med,1969,41:394-403.

[131] von Eiff C, Proctor RA, Peters G. Staphylococci coagulase-negativo. Os agentes patogénicos têm um papel importante nas infecções nosocomiais [J], Postgrad Med,2001,110:63-76.

[132] von Eiff C, Heilmann C, Proctor RA, et al. Um mutante hemB de Staphylococcus aureus dirigido ao local é uma variante de pequena colónia que persiste intracelularmente [J], J Bacteriol,1997,179:4706-4712,

[133] Proctor RA, Kahl B, von Eiff C, et al, Staphylococcal small colony variants have novel mechanisms for antibiotic resistance [J], Clin Infect Dis,1998,27:68-74,

[134] Schleifer, K, H,; Kloos, W, E, "Isolation and Characterization of Staphylococci from Human Skin I, Amended Descriptions of Staphylococcus epidermidis and Staphylococcus saprophyticus and Descriptions of Three New Species Staphylococcus cohnii, Staphylococcus haemolyticus, and Staphylococcus xylosus" [J], International Journal of Systematic Bacteriology,1975,25 : 50-61

[135] Fey, P, D,; Olson, M, E, "Current concepts in biofilm formation of Staphylococcus epidermidis", Future Microbiology,2010,5 : 917-933,

[136] Levinson, W, Review of Medical Microbiology and Immunology (11th ed,),2010, 94-99,

[137] Salyers, Abigail A, & Whitt, Dixie D, Bacterial Pathogenesis: A Molecular Approach, 2nd ed, Washington, D,C,: 2002

[138] Queck SY & Otto M, "Staphylococcus epidermidis and other CoagulaseNegative Staphylococci", Staphylococcus: Molecular Genetics, Caister Academic Press, 2008

[139] Otto M, "Staphylococcus epidermidis- the 'accidental' pathogen" [J], Nature Reviews Microbiology, 2009,7 : 555-567

[140] Hedin G, "Staphylococcus epidermidis-hospital epidemiology and the detection of methicillin resistance" [J], Scandinavian Journal of Infectious Diseases Supplementum, Oslo Norway: Scandinavian University Press,1993, 90: 1-59

[141] Hussain M, Becker K, von Eiff C, et al. Identificação e caraterização de uma nova proteína de superfície celular de 38,5 quilodalton de Staphylococcus aureus com atividade de ligação de espetro alargado para matriz extracelular e proteínas plasmáticas [J]. JBacteriol,2001,183:6778-6786.

[142] von Eiff C, Peters G, Heilmann C. Pathogenesis of infections due to coagulasenegative staphylococci [J]. Lancet Infect Dis,2002 2:677-685.

[143] Brotz H, Sahl HG. Novos conhecimentos sobre o mecanismo de ação dos lantibióticos - efeitos biológicos diversos através da ligação ao mesmo alvo molecular [J]. J Antimicrob Chemother,2000,46:1-6.

[144] Kocianova S, Vuong C, Yao Y, et al. Papel fundamental do ácido poligama-DL-glutâmico na evasão imunitária e virulência de Staphylococcus epidermidis [J]. J Clin Invest,2005,115:688-694.

[145] Duran LW. Prevenção de infecções relacionadas com dispositivos médicos [J]. Med Device Technol,2000,11:14-17.

[146] Calhoun JH, Mader JT. Tratamento da osteomielite com um implante de antibiótico biodegradável [J]. Clin Orthop Relat Res,1997,341:206-214.

[147] Garvin KL, Miyano JA, Robinson D, et al. Implantes antibióticos de polilactida/poliglicolida no tratamento da osteomielite. Um modelo canino [J]. J Bone Joint Surg Am,1994,76:1500-

1506.

[148] Price JS, Tencer AF, Arm DM, et al. Libertação controlada de antibióticos de implantes ortopédicos revestidos [J]. J Biomed Mater Res,1996,30:281-286.

[149] Gollwitzer H, Ibrahim K, Meyer H, et al. Revestimento antibacteriano de implantes médicos com poli(D,L-ácido lático) utilizando uma tecnologia biodegradável de administração de medicamentos [J]. J Antimicrob Chemother,2003,51:585-591.

[150] Lucke M, Schmidmaier G, Sadoni S, et al. Gentamicin coating of metallic implants reduces implant-related osteomyelitis in rats [J]. Bone, 2003, 32:521-531.

[151] Makinen TJ, Veiranto M, Knuuti J, et al. Eficácia do parafuso ósseo bioabsorvível contendo antibiótico na prevenção da infeção relacionada com o biomaterial devido a Staphylococcusaureus [J]. Bone,2005,36:292-299.

[152] Vaudaux P, Francois P, Berger-Bachi B, et al. Emergência in vivo de subpopulações que exprimem fenótipos de resistência à teicoplanina ou à vancomicina numa estirpe de Staphylococcus aureus suscetível aos glicopeptídeos e resistente à meticilina [J]. J Antimicrob Chemother,2001,47:163-170.

[153] Tambe SM, Sampath L, Modak SM. Avaliação in vitro do risco de desenvolvimento de resistência bacteriana a anti-sépticos e antibióticos utilizados em dispositivos médicos [J]. J Antimicrob Chemother,2001,47:589-598.

[154] Jimtaisong A, Saewan N. Utilização de carboximetilquitosana em cosméticos [J]. Int JCosmet Sci,2014,36:12-21.

[155] Ye M, Sun M, Kengara FO, et al. Avaliação do processo de lavagem do solo com carboximetil-P-ciclodextrina e carboximetilquitosano para a recuperação de PAHs/metais pesados/fluorina do local da fábrica metalúrgica [J]. J Environ Sci (China),2014,26:1661-1672.

[156] Fu D, Han B, Dong W, et al. Efeitos do carboximetilquitosano no sistema sanguíneo de ratos [J]. Comunicações de investigação bioquímica e biofísica, 2011,408:110-114

[157] Miyazaki S, Ishii K e Nadai T. The use of chitin and chitosan as drug carriers [J]. Chem Pharm Bull, 1981,29: 3067-3069.

[158] Sevda S e Susan J. Potenciais aplicações do quitosano em medicina veterinária [J]. McClure Adv Drug Delivery Rev ,2004,56: 1467-1480.

[159] Knaul JZ, Hudson SM e Creber KAM. Crosslinking of chitosan fibers with dialdehydes:

Proposta de um novo mecanismo de reação [J]. J Polym Sci, Parte B: Polym Phys, 1999,37: 1079-1094.

[160] Wenshui X, Ping L, Jiali Z, et al. Actividades biológicas do quitosano e dos quitooligossacáridos [J]. Food Hydrocolloids, 2011,25: 170-179

[161] Pittler MH, Ernst E. Suplementos alimentares para redução do peso corporal: uma revisão sistemática [J]. Am J Clin Nutr ,2004,79:529-536.

[162] Jing L, Chang-Ping W, Feng-ming W, et al. Estudo sobre a preparação e o desempenho do compósito de carboximetilquitosana de cálcio e carboximetilquitosana de zinco [J]. Fórum de Ciência dos Materiais, 2016, 852: 1319-1324

[163] McCarthy TJ, Zeelie JJ, Krause DJ. A ação antimicrobiana de combinações de antioxidantes de iões de zinco [J]. Clinical Pharmacology & Therapeutics. Sociedade Americana de Farmacologia Clínica e Terapêutica, 1992,17 :51-54

[164] Kraft CN, Schlegel U, Pfluger D, et al. Sinais radiográficos de osteíte em torno de implantes metálicos extramedulares. Uma análise microbiológica correlativa radiográfica em tíbias de coelho após inoculação local de staphylococcus aureus [J]. Arch Orthop Trauma Surg, 2001, 121:338-342

[165] Mutsuzaki H,Sogo Y,Oyane A,et al. Melhoria da ligação de osso parcialmente osteomielítico a pinos de titânio devido ao revestimento biomimético de apatite [J]. Int. J. Mol. Sci,2013,14:24366-24379

[166] Mutsuzaki H, Atsuo Ito, Sogo Y, Sakane M, et al. A matriz de fosfato de cálcio das camadas compostas de FGF-2-Apatite contribui para os seus efeitos biológicos [J]. Int. J. Mol. Sci,2014,15:10252-10270

[167] Jessica Amber Jennings, Karen E Beenken, Robert A Skinner, et al. A fosfatidilcolina carregada com antibiótico inibe a infeção óssea estafilocócica [J]. World J Orthop,2016,7: 467-474

LISTA DE ABREVIATURAS

ABI	ankle-brachial indices
APPT	adolescent and pediatric pain Tool
APTES	aminopropyltriethoxysilane
CFU	colony forming units
FGF-2	fibroblast growth factor-2
CMC-Zn^{2+}	carboxymethyl chitosan zinc
CoNS	coagulase-negative staphylococci
HA	hydroxyapatite
HE	hematoxylin and eosin
WHO	World Health Organization
LB	Luria-Bertani
μCT	micro computed tomography
MRSA	methicillin-resistant S. aureus
PCL	poly(ε-caprolactone)
SA	Staphylococcus aureus
SSP-CMC-Zn	stainless steel pin-carboxymethyl chitosan zinc
SSP-NH2	amine-functionalized Stainless steel surface
SSP-OH	hydroxyl-enriched Staintess steel surface
VAS	visual analogue scale

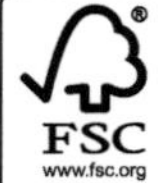

MIX
Papier aus verantwortungsvollen Quellen
Paper from responsible sources
FSC® C105338

Printed by Books on Demand GmbH, Norderstedt / Germany